Türkisch Russisch Fachenglisch für Hebammen und Geburtshelfer

Katja Stahl
Neslişah Terzioğlu
Maja Melamed

Hippokrates Verlag · Stuttgart

Die Deutsche Bibliothek verzeichnet diese Publikation in der Deutschen Nationalbibliografie; detaillierte bibliografische Daten sind im Internet über http://dnb.ddb.de abrufbar.

Anschriften der Autorinnen

Katja Stahl
Rögenfeld 20
22359 Hamburg

Dr. med. Neslişah Terzioğlu
Frauenklinik II/Schwerpunkt Geburtshilfe
Klinikum Nürnberg Süd
Breslauer Str. 201
90471 Nürnberg

Dr. med. Maja Melamed
Frauenklinik II/Schwerpunkt Geburtshilfe
Klinikum Nürnberg Süd
Breslauer Str. 201
90471 Nürnberg

MVS Medizinverlage Stuttgart GmbH & Co. KG
Oswald-Hesse-Straße 50, 70469 Stuttgart

Unsere Homepage: www.hippokrates.de

Printed in Germany

Lektorat: Renate Reutter
Umschlaggestaltung:
Thieme Verlagsgruppe
Hintergrundfoto: PhotoDisk, Inc.
Satz: OADF, Holzgerlingen
Druck: Druckhaus Götz GmbH, Ludwigsburg
Bindung: Conzella Verlagsbuchbinderei, Aschheim-Dornach

ISBN 3-8304-5332-9
ISBN 978-3-8304-5332-1 1 2 3 4 5 6

Inhalt

Türkisch

Neslişah Terzioğlu

Russisch

Maja Melamed

Englisch

Katja Stahl

Deutsch

Katja Stahl

Elterninformationen in deutscher Sprache

Türkisch

Neslişah Terzioğlu

Türkisch

Russisch

Englisch

Deutsch

Ausspracheregeln

Grundsätzlich wird im türkischen alles so ausgesprochen, wie es auch geschrieben wird. Man muss sich nur im Klaren sein, dass es einige zusätzliche Buchstaben (ç, ş, ı, ğ) gibt. Bestehen Zweifel an der Richtigkeit der Aussprache, sollte ein einschlägiges Wörterbuch zu Rate gezogen werden.

Zur Aussprache im Türkischen

I nur angedeutetes „e" wie in „bitten, danken", Bsp.: ıslak

C wie in „Ingenieur", Bsp.: cerrah

Ç wie in „Tscheche, deutsch", Bsp.: çorba

H wie in „Bach, noch", Bsp.: hasta

Ğ „Dehnungs-g", wird nicht ausgesprochen. Entspricht deutschem „Dehnungs-h" in „Zahn", Bsp.: sağlık

J wie in „Garage, Loge", Bsp.: jandarma

Ş wie in „schön, Tisch", Bsp.: şal

V wie in „Wasser, Violine", Bsp.: varmak

Y wie in „jeder", Bsp.: yasak

Z wie in „lesen, reisen", Bsp.: az

Türkisch

Geburtshilfliche Fachbegriffe Deutsch – Türkisch

A

Abdomen, Bauch	batın, göbek, karın, abdomen
Abnabelung, abnabeln	göbeğini kesmek
Abort	düşük
Abstillen, abstillen	sütten kesmek
Abtasten, abtasten	el ile muayene etmek
Akupunktur	akapunktur
akutes Abdomen	akut abdomen
akutes Nierenversagen	akut renal yetmezlik
Akzeleration	akselerasyon
Amnioskopie	amnioskopi
Amniotomie	amniotomi, zarların yırtılması
Amniozentese	amniosentes
Anämie	kansızlık
Anamnese	hastanın öyküsü, anamnez
Apgar-Wert	Apgar skoru
Aromatherapie	aroma terapisi
Asphyxie	asfiksi
Atemnotsyndrom	respiratuar distres sendromu (RDS)
Atmen, Atmung	nefes almak
Atmen unter der Geburt	sancı esnasında nefes alıp vermek
atonischer Uterus	uterus atonisi
Aufnahmeuntersuchung	ön muayene
Ausfluss haben	akıntısı olmak
Auskultation (Abhören)	dinlemek
äußere Untersuchung	muayene
Azidose	asidoz

B

Basalfrequenz der kindlichen Herztöne	bazal fetal kalp atımları
Bauchatmung	karından nefes alıp vermek
Becken	pelvis, leğen kemiği
Beckenausgang	pelvis çıkımı
Beckenboden	pelvis diaframı

Beckeneingang	pelvis girimi
Beckenendlage (Steißlage)	makat gelişi
Beckenhöhle	pelvis kavitesi
Beckenvenenthrombose	pelvik tromboflebit
Beurteilung des fetalen Zustandes	fetal „monitoring“
BH	sütyen
Blasensprung	zarların/membranların yırtılması
Ist die Blase gesprungen?	Sular geldi mi?
Blut abnehmen	kan almak
Blutdruck messen	tansiyon ölçmek
Blutgruppenunverträglichkeit	kan uyuşmazlığı
Blutkreislauf	kan dolaşımı
Brust	meme
Brustentzündung	mastit
Brustpflege	meme bakımı

C

CTG-Gerät	fetal monitor

D

Dammmuskulatur	perineal kaslar
Dammnaht	episiotomiyi dikmek
Dammriss: DR I°, II°, III°, IV°	perineal yırtık, birinci, ikinci, üçüncü, dördüncü derece perineal yırtık
Dammschnitt, Episiotomie	episiotomi
Dauerüberwachung	sürekli fetal kalp atım hızı „monitoring“i
Dezeleration	deselerasyon
Diabetes mellitus	Diabetes mellitus
Diarrhoe, Durchfall	ishal
disseminierte intravasale Gerinnungsstörung	dissemine intravasküler koagulasyon

E

Eihäute	amniotik membranlar/zarlar
Einlauf	lavman
Eisenmangelanämie	demir eksikliği anemisi
Eklampsie	eklampsi
enges Becken	dar pelvis

Entbinden (Frau)	doğurmak, doğurtmak
Entbindung	doğum
Entbindungsstation	doğum servisi
entspannen	gevşetmek, gevşek bırakmak
Entspannungs-/ Atmungstechniken	nefes alıp verme tekniği
Episiotomie	episiotomi
Episiotomie anlegen	episiotomi yapmak
Erbrechen, erbrechen	kusmak
Ernährung	beslenme
Eröffnungs-, Austreibungs-, Nachgeburtsperiode	eylemin birinci, ikinci, üçüncü evresi
errechneter Entbindungstermin	beklenen doğum tarihi
Extrauteringravidität	dış gebelik

F

Fehlbildungen	fetal anomali
Feststellung der Schwangerschaftswoche	doğum tarihinin belirlenmesi, teşhis edilmesi
Fetalblutanalyse	fetal kafa derisi kanı örneklenmesi
fetaler Blutkreislauf	fetal kan dolaşımı
Flaschenernährung	biberonla besleme
Fontanellen	fontaneller
Forceps-, Zangenentbindung	forseps
Fruchtblase	amniotik kese, su kesesi
Fruchtwasser	amniotik sıvı
Frühgeburt	erken doğum
Frühschwangerschaft	erken hamilelik dönemi, erken gebelik
Fundushöhe des Uterus	fundus yüksekliği
Fundushöhe feststellen	fundus yüksekliğinin saptanması

G

gebären	çocuğu dünyaya getirmek
Gebärmutter	rahim
Geburt	doğum, doğum eylemi
Geburt einleiten	doğum eylemi indüksiyonuna başlamak
Geburtseinleitung	eylem indüksiyonu
Geburtsfortschritt	doğumda ilerleme kaydetmek

Geburtshelfer	doğumcu, obstetrisyen
Geburtshilfe	doğum, obstetrik
Geburtskanal	doğum kanalı
Geburtsprotokoll	doğum protokolü
Geburtsstillstand	doğumun duraklaması
Geburtsverletzungen	doğum yaraları
Gelbsucht, Ikterus	sarılık
geschätzter Blutverlust	tahmini kan kaybı
Gerinnungsstörungen	koagülasyon defektleri
Gesichtslage	yüz gelişi
Gestationsdiabetes	gestasyonel diabet
Gewebe	doku
Gonorrhoe	gonore
Grünfärbung des Fruchtwassers	mekoniumla boyanmış amniotik sıvı
Gynäkologe, Frauenarzt	kadın hastalıkları uzmanı

H

Harnblase	idrar kesesi
Hausarzt	aile doktoru
Haut	deri
Hebamme	ebe
HELLP-Syndrom	help sendromu
Herpes simplex	herpes simplex
Herzkrankheit	kardiovasküler hastalıklar
hintere Hinterhauptslage	oksiput posterior pozisyonu
Homöopathie	homöopati
Hormone	hormonlar
Hydramnion	hidramnios
Hyperbilirubinämie	hiperbilirubinemi
hypertrophes Geburtsgewicht	yüksek doğum ağırlığı
hypotrophes, niedriges Geburtsgewicht	düşük doğum ağırlığı

I

Impfung, impfen	aşı, aşı yapmak
Infektion	enfeksiyon
Infusion, Tropf	serum
intrakranielle Blutung	intrakranial kanama
intramuskuläre Injektion	intramusküler iğne
intravenöse Medikation	intravenöz ilaç
intrauterine Mangelentwicklung	intrauterin büyüme geriliği

Türkisch

K

kindliche Herzschläge	fetal kalp atışları
kindliche Herztöne	fetal kalp sesleri
Komplikationen	komplikasyonlar
Konsistenz des Muttermundes (straff, mittel, weich)	silinme, serviks inceliği (sert, orta, yumuşak)
Kontraindikationen	kontraendikasyonlar
Kontraktionen	sancılar
Kopfschmerzen	başağrısı
Krampf im Bein	bacakta kramp
Krämpfe	kasılmalar
Krankenschwester	hemşire
Kreißsaal	doğumhane
Kürettage	kürtaj

L

Labienriss	labial yırtık
Lebendgeborenes	canlı doğum
Leber	karaciğer
leichte Analgetika	hafif ağrı kesiciler
Leopoldsche Handgriffe	Leopold manevraları
letzte Periode	son aybaşı, adetlerin kesilmesi
Listeriose	Listeria monocytogenes enfeksiyonu
Lochien	loşi, kanama
Lokalanästhesie	lokal anestezi
Lues	sifilis
Lunge	akciğer
Lungenembolie	pulmonal emboli
Lungenreife	akciğer olgunluğu

M

Makrosomie	makrosomi
Mastitis (Brustentzündung)	mastit
mediane Episotomie	orta hat Episiotomisi
mediolaterale Episiotomie	mediolateral Episiotomi
Mehrlingsschwangerschaft	multifetal, çoğul gebelik
Missverhältnis	oransızlık
Muttermund	dış servikal os
Muttermundserweiterung	serviksin dilatasyonu

N

Nabelpflege	göbek bakımı
Nabelschnur	göbek kordonu
Nabelschnurvorfall	umbilikal kordonun sarkması
Nachgeburtsblutung	plasentadan gelen kanama
nach Hause entlassen werden	taburcu edilmek
Nachwehen	doğum sonrası sancılar
nähen	dikmek
Naht	dikiş
Narben	yara izi
Nasenbluten	burun kanaması
Nieren	böbrekler
Nierenschmerzen	böbrek ağrısı
Notfall	acil vaka

O

Obstipation	kabızlık
Oedeme	ödem, su toplanması
Oligohydramnion	oligohidramnios

P

pH-Wert	pH düzeyi
Placenta praevia	placenta praevia
Plazenta	plasenta, eş
Plazentainsuffizienz	plasental yetmezlik
Plötzlicher Kindstod	ani bebek ölümü
Po	popo
Pressdrang	bastırma arzusu
pressen	ıkınmak, bastırmak
primäre Sectio caesarea	elektif sezaryen
Primigravida, Erstgravida	primigravida
Prophylaxe	önleyici tedbir
Proteinurie	proteinüri
protrahierte Geburt	doğumun uzaması
Pudendusblock	pudendal blok
Puerperalfieber	puerperium döneminde ateş

Q

Querlage	transvers duruş

R

Rasieren	traş etmek
Reaktion der kindlichen Herzfrequenz	fetal kalp atışının reaksiyonu
Reanimation des Neugeborenen	yeni doğan bebeğin resusitasyonu
reanimieren	resusitasyon yapmak
regelmäßig Stuhlgang haben	düzenli olarak büyük tuvalete çıkmak
regelwidrige Lagen	anomal duruşlar
Risikoschwangerschaft	yüksek riskli gebelik
Röteln	rubella enfeksiyonu, kızamıkçık
Rötelnembryopathie	konjenital rubella sendromu
Rückbildung des Uterus	rahimin eski halini alması, küçülmesi
Rücken	sırt
Rückenschmerzen	sırt ağrısı

S

Sauerstoffmangel, Hypoxie	hipoksi
Saugreflex	emme refleksi
Schädellage	baş gelişi
Schädelnähte	suturlar
Scheidenriss	vajinal yırtık
Schleim	balgam
Schleimhaut	mukoza
Schmerzbekämpfung	analjezi
Schmerzen	ağrı
Schmierblutung haben	hafif vajinal kanaması olmak
Schnittentbindung, Sectio caesarea	sezaryen
Schulterdystokie	omuz distosisi
schwach, ohnmächtig werden	gözleri kararmak, bayılmak
Schwangerengymnastik	hamile jimnastiği
Schwangerenvorsorge	prenatal bakım
Schwangerschaft	hamilelik, gebelik
Schwangerschaftsabschnitt	hamilelik dönemleri
Schwangerschaftsalter	gebelik yaşı
schwangerschaftsinduzierte Hypertonie	hamilelikte yüksek tansiyon
Schwangerschaftswoche	hamileliğin haftası
Selbstuntersuchung der Brust	kendi göğüsünü muayene etme tekniği

Skalpelektrode	fetal kafa derisi elektrodu
Sodbrennen	mide yanması/ekşimesi
Spirale, Intrauterinpessar	spiral
Spontangeburt	normal doğum
Spritze	iğne
Spritze geben	iğne yapmak
Steißlage	makat gelişi
Stellung des Fetus	fetusun pozisyonu, durumu
Sternum, Brustbein	sternum, göğüs kemiği
stillen	emzirmek
Stirnlage	alın gelişi
Stuhl	büyük tuvalet
Stuhlgang haben	bağırsakların çalışması

T

Temperaturkontrolle, Temperatur kontrollieren	ateşi ölçmek
Terminüberschreitung	post-term gebelik
tiefe Beinvenenthrombose (TVT)	derin ven trombozu (DVT)
Tiefertreten des Köpfchens	başın aşağıya inmesi
Toxoplasmose	toksoplasmosis
Tuberkulose	tüberküloz

U

Übelkeit	bulantı
Übergewicht haben	şişman olmak
Übertragung	gebelikte miad geçmesi
Überwachung	monitoring
Überwachung der Herztöne	fetal kalp atışlarının kontrolü
Ultraschallkopf	ultrason transduser
unreifer Muttermund	olgunlaşmamış serviks
Unterhose	külot, don
Untersuchungsergebnisse	muayene sonuçları
Urethra, Harnröhre	uretra
Urin	idrar
Uterus	uterus, rahim
Uteruskontraktionen	uterus kontraksiyonları, rahimin kasılması
Uterusruptur	uterus rüptürü

Türkisch

V

Vagina	vajina
vaginale Blutung	vajinal kanama
vaginale Untersuchung	tuşe etmek
Vakuumextraktion	vakum ekstraksiyonu
Varikosis	varis
Varizellen	su çiçeği
Verdauung	sindirim
Verdauungsstörung	hazımsızlık
Vorbereitung zur Geburt, vorbereiten	doğum hazırlığı, doğuma hazırlamak
Vorlage	pet
Vorliegen der Nabelschnur	kordonun sarkması
Vulva	vulva
vorzeitige Lösung	plasentanın erken ayrılması
vorzeitiger Blasensprung	zarların erken yırtılması

W

Waage	tartı
Wärmflasche	sıcak su torbası
Wasser lassen (pinkeln)	idrarını yapmak (işemek)
Wehen	doğum sancısı
Wehenbeginn, Geburtsbeginn	sancıların/doğumun başlaması
Wehenfrequenz	sancı sıklığı
Wehenhemmung, Tokolyse	tokoliz
Wehentropf	oksitosin indüksiyonu
Wehenschwäche	yetersiz sancı
weicher Muttermund	silinmiş serviks
Wenden (Kind)	çevirmek, döndürmek
Wendung	çevirme, döndürme
Wochenbettdepression	lohusalık deprasyonu
wunde Brustwarzen	yaralı meme başları
Wundheilung	yaranının iyileşmesi

Z

Zervix	serviks
Zervixinsuffizienz	serviks yetmezliği
Zufüttern, zufüttern	mama ile beslemek
Zytomegalie	sitomegalo enfeksiyonu
Zwillingsschwangerschaft	ikiz hamilelik

Geburtshilfliche Fachbegriffe Türkisch – Deutsch

A

Abdomen	Abdomen
Acil vaka	Notfall
Ağrı	Schmerz, Wehen
Aile doktoru	Hausarzt
Alın gelişi	Stirnlage
Akciğer	Lunge
Akciğer olgunluğu	Lungenreife
Akıntısı olmak	Ausfluss haben
Akselerasyon	Akzeleration
Akapunktur	Akupunktur
Akut abdomen	akutes Abdomen
Akut renal yetmezlik	akutes Nierenversagen
Alın gelişi	Stirnlage
Amniosentes	Amniozentese
Amnioskopi	Amnioskopie
Amniotik kese	Fruchtblase
Amniotik membranlar/zarlar	Eihäute
Amniotik sıvı	Fruchtwasser
Amniotomi	Amniotomie
Analjezi	Analgesie
Anemi	Anämie
Amamnez	Anamnese
Ani çocuk ölümü sendromu	plötzlicher Kindstod
Anomal duruşlar	Lageanomalien
Apgar skoru	Apgar-Score
Aroma terapisi	Aromatherapie
Asfiksi	Asphyxie
Asidoz	Azidose
Aşı, aşı yapmak	Impfung, impfen
Ateşi ölçmek	Temperatur messen

B

Bacakta kramp	Krampf im Bein
Balgam	Schleim
Bağırsakların çalışması	Stuhlgang haben
Bastırma arzusu	Pressdrang

Başağrısı	Kopfschmerzen
Baş gelişi	Schädellage
Başğın aşağıya inmesi	Tiefertreten des Köpfchens
Batın	Abdomen
Bazal fetal kalp atımları	Basalfrequenz der kindlichen Herztöne
Beklenen doğum tarihi	errechneter Entbindungstermin
Beslenme	Ernährung
Biberonla besleme	Flaschenernährung
Böbrek ağrısı	Nierenschmerzen
Böbrekler	Nieren
Bulantı	Übelkeit
Burun kanaması	Nasenbluten
Büyük tuvalet	Stuhlgang

Ç

Çocuğu dünyaya getirmek	gebären
Çoğul gebelik	Mehrlingsschwangerschaft
Çevirme, döndürme	Wendung
Çevirmek, döndürmek	wenden (Kind)

D

Dış gebelik	Extrauteringravidität
Dar pelvis	enges Becken
Demir eksikliği anemisi	Eisenmangelanämie
Deri	Haut
Derin ven trombozu (DVT)	tiefe Beinvenenthrombose (TVT)
Deselerasyon	Dezeleration
Dış servikal os	Muttermund
Diabetes mellitus	Diabetes mellitus
Dikmek	nähen
Dikiş	Naht
Dinlemek	Auskultation (Abhören)
Dissemine intravasküler koagulasyon	disseminierte intravasale Gerinnungsstörung
Doğum, obstetrik	Geburtshilfe
Doğum servisi	Entbindungsstation
Doğumcu, obstetrisyen	Geburtshelfer
Doğumda ilerleme kaydetmek	Geburtsfortschritt
Doğum eylemi	Entbindung, Geburt
Doğum eylemi indüksiyonu	Geburtseinleitung

Doğumhane	Kreißsaal
Doğum hazırlığı, doğuma hazırlamak	Vorbereitung zur Geburt, vorbereiten
Doğum kanalı	Geburtskanal
Doğum protokolü	Geburtsprotokoll
Doğum sancısı	Wehen
Doğum sonrası sancılar	Nachwehen
Doğum tarihini belirlemek, teşhis etmek	Schwangerschaftswoche feststellen
Doğum tarihinin belirlenmesi, teşhis edilmesi	Feststellung der Schwangerschaftswoche
Doğumun duraklaması	Geburtsstillstand
Doğumun uzaması	protrahierte Geburt
Doğum yaraları	Geburtsverletzungen
Doğurmak, doğurtmak	entbinden (Frau)
Doku	Gewebe
Düşük	Abort
Düşük doğum ağırlığı	niedriges Geburtsgewicht
Düzenli olarak büyük aptese çıkmak	regelmäßig Stuhlgang haben

E

Ebe	Hebamme
Eklampsi	Eklampsie
Elektif sezaryen	Primäre Sectio caesarea
Elle muayene etmek	Abtasten, abtasten
Emme refleksi	Saugreflex
Emzirmek	Stillen
Enfeksiyon	Infektion
Episiotomi	Episiotomie, Dammschnitt
Episiotomi yapmak	Episiotomie anlegen
Episiotomiyi dikmek	Dammnaht
Erken doğum	Frühgeburt
Erken gebelik	Frühschwangerschaft
Eylemin birinci, ikinci, üçüncü evresi	Eröffnungs-, Austreibungs-, Nachgeburtsperiode
Eylem indüksiyonu	Geburtseinleitung

F

Fetal anomali	Fehlbildungen
Fetal kafa derisi kan örneklenmesi	Fetalblutanalyse

Fatal kafa derisi elektrodu	Skalpelektrode
Fetal kalp atışının reaksiyonu	Reaktion der kindlichen Herzfrequenz
Fetal kalp atışları	kindliche Herzschläge
Fetal kalp atışlarının kontrolü	Überwachung der Herztöne
Fetal kalp sesleri	kindliche Herztöne
Fetal kan dolaşımı	fetaler Blutkreislauf
Fetal monitor	CTG-Gerät
Fetal „monitoring"	Beurteilung des fetalen Zustandes
Fetusun pozisyonu, durumu	Stellung des Fetus
Fontaneller	Fontanellen
Forseps	Forzeps
Fundus yüksekliği	Fundushöhe des Uterus
Fundus yüksekliğinin saptanması	Fundushöhe feststellen

G

Gebelikte miad geçmesi	Übertragung
Gebelik yaşı	Schwangerschaftsalter
Gestatsyonel diabet, gebelik diabeti	Gestationsdiabetes
Gevşetmek, gevşek bırakmak	entspannen
Gonore	Gonorrhoe
Göbeğini kesmek	Abnabelung, abnabeln
Göbek bakımı	Nabelpflege
Göbek kordonu	Nabelschnur
Gözleri kararmak, bayılmak	schwach, ohnmächtig werden

H

Hastanın öyküsü, anamnez	Anamnese
Hazımsızlık	Verdauungsstörung
Hemşire	Krankenschwester
Homöopati	Homöopathie
Hormonlar	Hormone
Hafif ağrı kesiciler	leichte Analgetika
Hafif vajinal kanaması olmak	Schmierblutung haben
Hamile jimnastiği	Schwangerengymnastik
Hamilelik, gebelik	Schwangerschaft
Hamilelik dönemleri	Schwangerschaftsabschnitt
Hamilelikte yüksek tansiyon	Schwangerschaftsinduzierte Hypertonie

Hamileliğin haftası	Schwangerschaftswoche
Help sendromu	HELLP-Syndrom
Herpes simples	Herpes simplex
Hidramnios	Hydramnion
Hiperbilirubinemi	Hyperbilirubinämie
Hipoksi	Hypoxie

I

Ikınmak, bastırmak	Pressen

İ

İç çamaşırı	Unterwäsche
İdrar	Urin
İdrarını yapmak (işemek)	Wasser lassen (pinkeln)
İdrar kesesi	Harnblase
İğne	Spritze
İğne yapmak	Spritze geben
İkiz hamilelik	Zwillingsschwangerschaft
İntrakranial kanama	intrakranielle Blutung
İntramusküler iğne	intramuskuläre Injektion
İntrauterin büyüme geriliği	intrauterine Mangelentwicklung
İntravenöz ilaç	intravenöse Medikation
İshal	Diarrhoe, Durchfall

K

Kabızlık	Obstipation
Kadın hastalıkları uzmanı	Gynäkologe, Frauenarzt
Kan almak	Blut abnehmen
Kan dolaşımı	Blutkreislauf
Kansızlık	Anämie
Kan uyuşmazlığı	Blutgruppenunverträglichkeit
Karaciğer	Leber
Kardiovasküler hastalıklar	Herzkrankheit
Karından nefes alıp vermek	Bauchatmung
Kasılmalar	Krämpfe
Kendi göğüsünü muayene etme tekniği	Selbstuntersuchung der Brust
Koagülasyon defektleri	Gerinnungsstörungen
Komplikasyonlar	Komplikationen
Konjenital rubella sendromu	Rötelnembryopathie
Kontraendikasyonlar	Kontraindikationen
Kordonun sarkması	Nabelschnurvorfall

Kusmak	Erbrechen
Küretaj	Kürettage

L

Labial yırtık	Labienriss
Lavman	Einlauf
Leopold manevraları	Leopoldsche Handgriffe
Listeria monocytogenes enfeksiyonu	Listeriose
Lokal anestezi	Lokalanästhesie
Loşi, kanama	Lochien, Wochenfluss
Lohusalık deprasyonu	Wochenbettblues, Wochenbettdepression
Lohusalık dönemi	Wochenbett
Lohusalık jimnastiği	Wochenbettgymnastik

M

Muayene	Untersuchung
Makat gelişi	Beckenendlage
Makrosomi	Makrosomie
Mama ile beslemek	Zufüttern, zufüttern
Mastit	Brustentzündung
Mediolateral episiotomi	mediolaterale Episiotomie
Mekoniumla boyanmış amniotik sıvı	Grünfärbung des Fruchtwassers
Meme	Brust
Meme bakımı	Brustpflege
Mide yanması/ekşimesi	Sodbrennen
Monitoring	Überwachung
Muayene	Äußere Untersuchung
Muayene sonuçları	Untersuchungsergebnisse
Mukoza	Schleimhaut
Multifetal gebelik	Mehrlingsschwangerschaft

N

Nefes alıp verme tekniği	Entspannungs-/Atmungstechniken
Nefes almak	Atmen
Normal doğum	Spontangeburt

O

Oksiput posterior pozisyonu	hintere Hinterhauptslage

Türkisch

Oksitosin indüksiyonu	Wehentropf
Olgunlaşmamış serviks	unreifer Muttermund
Oligohidramnios	Oligohydramnion
Omuz distosisi	Schulterdystokie
Oransızlık	Missverhältnis
Orta hat episiotomisi	mediane Episiotomie

Ö

Ödem, su toplanması	Ödeme
Önleyici tedbir	Prophylaxe
Ön muayene	Aufnahmeuntersuchung

P

Pelvik tromboflebit	Beckenvenenthrombose
Pelvis, leğen kemiği	Becken
Pelvis çıkımı	Beckenausgang
Pelvis diaframı	Beckenboden
Pelvis girimi	Beckeneingang
Pelvis kavitesi	Beckenhöhle
Perineal kaslar	Dammmuskulatur
Perineal yırtık, birinci, ikinci, üçüncü, dördüncü derece perineal yırtık	Dammriss: DR I°, II°, III°, IV°
Pet	Vorlage
PH düzeyi	pH-Wert
Placenta praevia	Placenta praevia
Plasenta, eş	Plazenta
Plasentadan gelen kanama	Nachgeburtsblutung
Plasental yetmezlik	Plazentainsuffizienz
Plasentanın erken ayrılması	vorzeitige Plazentalösung
Popo	Po
Post-term gebelik	Terminüberschreitung
Prenatal bakım	Schwangerenvorsorge
Primigravida	Primigravida, Erstgravida
Proteinüri	Proteinurie
Pudendal blok	Pudendusblock
Puerperium döneminde ateş	Puerperalfieber
Pulmonal emboli	Lungenembolie

R

Rahim	Gebärmutter
Rahimin eski halini alması, küçülmesi	Rückbildung des Uterus

Respiratuar distres sendromu	Atemnotsyndrom
Resusitasyon yapmak	Reanimation des Neugeborenen
Rubella enfeksiyonu	Röteln
Konjenital rubella sendromu	Rötelnembryopathie

S

Sancı esnasında nefes alıp vermek	Atmen unter der Geburt
Sancılar	Kontraktionen
Sancıların/doğumun başlaması	Wehenbeginn/Geburtsbeginn
Sancı sıklığı	Wehenfrequenz
Sarılık	Gelbsucht, Ikterus
Serum	Infusion, Tropf
Serviks	Zervix
Serviksin dilatasyonu	Muttermundserweiterung
Serviks yetmezliği	Zervixinsuffizienz
Sezaryen	Sectio caesarea
Sıcak su torbası	Wärmflasche
Sırt	Rücken
Sırt ağırısı	Rückenschmerzen
Sifilis	Lues
Silinme, serviks inceliği (sert, orta, yumuşmak)	Konsistenz des Muttermundes (straff, mittel, weich)
Silinmiş serviks	weicher Muttermund
Sindirim	Verdauung
Sitomegalo enfeksiyonu	Zytomegalie
Son aybaşı, adetlerin kesilmesi	letzte Periode
Spiral	Spirale
Sternum	Sternum, Brustbein
Su çiçeği	Windpocken
Sular geldi mi?	Ist die Blase gesprungen?
Suturlar	Schädelnähte
Sütten kesmek	Abstillen, abstillen
Sütyen	BH

Ş

Şişman olmak	Übergewicht haben

T

Taburcu edilmek	nach Hause entlassen werden
Tahmini kan kaybı	geschätzter Blutverlust
Tansiyon ölçmek	Blutdruckmessen

Tartı	Waage
Tokoliz	Wehenhemmung, Tokolyse
Toksoplasmosis	Toxoplasmose
Transvers duruş	Querlage
Traş etmek	rasieren
Tuşe etmek	vaginale Untersuchung
Tüberküloz	Tuberkulose

U

Ultrason transduser	Ultraschallkopf
Uretra	Urethra
Uterus atonisi	atonischer Uterus
Uterus, rahim	Uterus
Uterus kontraksiyonları, rahimin kasılması	Uteruskontraktionen
Uterus ruptürü	Uterusruptur

V

Vajina	Vagina
Vajinal kanama	vaginale Blutung
Vajinal yırtık	Scheidenriss
Vakum ekstraksiyonu	Vakuumextraktion
Varis	Varikosis
Vulva	Vulva

Y

Yara izi	Narben
Yaralı meme başları	wunde Brustwarzen
Yaranının iyileşmesi	Wundheilung
Yaşayan (canlı) doğum	Lebendgeborenes
Yeni doğan bebeğin resusitasyonu	Reanimation des Neugeborenen
Yetersiz sancı	Wehenschwäche
Yüksek riskli gebelik	Risikoschwangerschaft
Yüz gelişi	Gesichtslage

Z

Zarların/membranların yırtılması	Blasensprung
Zarların/membranların erken yırtılması	vorzeitiger Blasensprung

Beispiel einer geburtshilflichen Anamnese
Obstetrik bir anamnez örneği

Türkisch

Allgemeine Angaben

Vor- und Zuname	Ad, Soyad
Adresse	Adres
Geburtsdatum und -ort	Doğum tarihi ve yeri
Staatsangehörigkeit	tabiyet, vatandaşlık
Familienstand	medeni hal
- ledig	- bekar
- verheiratet	- evli
- geschieden	- boşanmış
- verwitwet	- dul
ausgeübte Tätigkeit	iş, meslek
Krankenkasse	sigorta
Blutgruppe	kan grubu
Rh-Faktor	Rh faktörü
Antikörper	antikor
Allergien	alerji
Alter	yaş
Gravida	hamilelik sayısı
Para	çocuk sayısı
Gewicht	ağırlık
Größe	boy
Kontrazeptiva (Pille)	doğum kontrol hapı
Menstruationszyklus	aybaşı, adet
letzte Periode	son aybaşı
errechneter Entbindungstermin	beklenilen doğum tarihi

Geburtshilfliche Anamnese

Zahl vorangegangener Geburten	daha önceki doğumların sayısı
- Jahr	yıl, sene
- männlich/weiblich	erkek/kız
- Länge	uzunluk
- Gewicht	ağırlık

Entbindungsart:	doğum şekli
- Spontan	normal
- Vakuum/Saugglocke	vakum ekstraksiyonu
- Forceps/Zange	forseps
- Sectio/Kaiserschnitt	sezaryen
Kindslage	çocuğun geliş şekli
- Schädellage	verteks, baş gelişi
- Steißlage	makat gelişi
Plazenta/Nachgeburt	plasenta
Wochenbett	lohusalık dönemi
Frühgeburt	prematüre/erken doğum
Mangelgeburt	prematüre bebek
schwangerschaftsinduzierte Hypertonie	gebelikte yüksek tansiyon
sonstige Komplikationen	başka komplikasyonlar
Abort/Abruptio	düşük/aldırılan çocuk sayısı
- SSW	hamilelik haftası
- Jahr	sene

Jetzige Schwangerschaftsanamnese

Terminüberschreitung	miadı aşmak, post-term gebelik
Hyperemesis	hiperemesis, hamilelikte bulantı ve kusma
Oedeme	ödem, su birikmesi
Hypertension/Bluthochdruck	hipertansiyon/yüksek tansiyon
Proteinurie	proteinüri
Blutungen in Frühschwangerschaft	erken gebelikte kanama
Placenta praevia	Placenta praevia
vorzeitige Plazentalösung	plasentanın erken ayrılması
Gewohnheiten	alışkanlıklar
- Rauchen	sigara içmek
- Alkohol	alkol
- Medikamente	ilaçlar
- Drogen	uyuşturucu

Allgemeine Anamnese

Allergien	alerji
Hypertonie	yüksek tansiyon
Harninfektion	sistit, idrar yolları iltihaplanması
tiefe Venenthrombose	derin ven trombozu
Diabetes mellitus	şeker hastalığı
Lungenembolie	pulmonal emboli
Asthma	astma
Herzkrankheit	kalp hastalığı
Epilepsie	sara, epilepsi
psychische Störungen	pisikolojik rahatsızlık
Nierenkrankheit	böbrek hastalığı
schwere Verletzungen	ağır yaralanma
schwere chronische Krankheit	ağır kronik hastalık
Operationen	ameliyatlar
Ungewöhnliche Kinderkrankheiten (Polio)	çocuk felci (polio)

Familienanamnese

Bluthochdruck	yüksek tansiyon
Mehrlingsschwangerschaft	ikiz gebelik
Diabetes mellitus	şeker hastalığı
Tuberkulose	tüberküloz
Allergien	alerji
Krebs	kanser
Nerven- oder Gemütsleiden	sinir hastalığı
angeborene Fehlbildungen	konjenital anomali
Epilepsie	sara, epilepsi

Typische Fragen und Anweisungen

Wie geht es Ihnen?	Nasılsınız?
Weshalb kommen Sie zu uns?	Neden buraya geldiniz?
Wo haben Sie Schmerzen?	Ağrılarınız nerede?
Wie lange dauern Ihre Beschwerden schon an?	Sikayetleriniz ne zamandan beri devam ediyor?
Legen Sie sich bitte hier hin.	Lütfen buraya yatınız.
Ziehen Sie bitte Ihre Hose und Unterhose aus.	Lütfen soyunun.
Ich werde Sie jetzt vaginal untersuchen.	Şimdi sizi aşağıdan muayene edeceğim.
Ist Fruchtwasser abgegangen?	Sular geldi mi?
Wann haben Sie Ihren nächsten Termin beim Frauenarzt?	Kadın-doğumcunuza tekrar ne zaman gideceksiniz?
Wurden Sie schon einmal operiert?	Şimdiye kadar hiç ameliyat oldunuz mu?
Gab es dabei Probleme?	Problem çıkmış mıydı?
Sind bei Ihnen irgendwelche Erkrankungen bekannt?	Bilinen bir hastalığınız var mı?
Wo sind Sie geboren?	Nerede doğdunuz?
Sind Sie ledig/verheiratet?	Bekar mısınız/Evli misiniz?
Waren Sie während der Schwangerschaft berufstätig?	Hamile iken çalıştınız mı?
Welchen Beruf üben Sie aus?	Hangi işte çalışıyorsunuz?
Hatten Sie bereits eine/einen:	
- Totgeburt	Ölü doğum yaptınız mı?
- Abort	Düşük yaptınız mı?
- Schwangerschaftsabbruch	Çocuk aldırdınız mı?
- Extrauterine Schwangerschaft	Dış gebeliğiniz oldu mu?
Rauchen Sie? - Wieviele Zigaretten pro Tag?	Sigara içiyor musunuz? Günde kaç adet?
Trinken Sie regelmäßig Alkohol?	İçki içiyor musunuz?
Wieviele Gläser pro Tag?	Günde kaç kadeh?
Waren Sie während der Schwangerschaft stationär im Krankenhaus?	Hamileliğiniz süreçinde hastahanede kaldınız mı?

Die deutsche Übersetzung der Elterninformationen finden Sie im Anhang, S. 223 ff.

Elterninfo 1: Schwangerenvorsorge

Anne ve baba adayları için bilgiler 1: Hamilelik Takibi

Sevgili anne adayı,

Almanya'da her gebe, gebeliği süresince düzenli olarak tıbbi tedavi görme hakkına, yani hamilelik takibi yaptırma hakkına sahiptir. Düzenli takipler kadın doğum uzmanı ve ebe tarafından yapılmaktadır. Yapılan muayenelerin ücretini sağlık sigortaları üstlenmektedir. Eğer gebenin sağlık sigortası yoksa, masraflar sosyal yardım dairesi tarafından karşılanmaktadır.

Hamilelik takibinin kapsamı nedir?

- Hamilelik ve doğum olgusu hakkında gebenin ayrıntılı olarak bilgilendirilmesi.
- Annenin ve bebeğin sağlık durumunu takip etmek için düzenli olarak yapılacak muayeneler.
- Ebe veya doktor tarafından yapılacak tansiyon ölçümü, kan ve idrar muayenesi. Bebeğin gelişiminin ebe tarafından annenin göbek çevresinin ölçümü veya doktor tarafından ultrason ile takibi.
- Gebeye yapılan bütün muayenelerin sonuçlarını içeren ve kendisinin her zaman yanında taşıması gereken **annelik cüzdanının** verilmesi.

Yapılan muayeneler esnasında hamilelik, doğum ve lohusalık dönemi hakkındaki bütün sorularınız yanıtlanacaktır. Muayeneye gelmeden önce aklınızdaki önemli bazı soruları unutmamanız için not etmenizi tavsiye ederiz.

Ebe ve doktorlar sır saklama yükümlülüğüne tabi oldukları için sizin onlara anlatacağınız bütün bilgiler, siz aksini istemediğiniz sürece, onlarda saklı kalacaktır.

Elterninfo 2: Beratung in der Schwangerschaft

Anne ve baba adayları için bilgiler 2: Hamilelik esnasında başvurulabilecek danışma merkezleri

Sevgili anne adayı,

eğer gebeliğiniz esnasında gelecekle ilgili ve maddi veya manevi birtakım endişeleriniz varsa, bu durumu yakınlarınızla paylaşmanız sizi rahatlatabilir. Ama bazı durumlarda aile fertlerinin dışında, tanımadığınız bir kişiyle sorunlarınız hakkında konuşmak da size yardımcı olabilir.

Sorunlarınızı ve problemlerinizi daima ebeniz veya kadın doğum uzmanınızla paylaşabilirsiniz. Bunun dışında Almanya'da mevcut birçok danışma merkezi sizi doğum öncesi ve sonrasında devletin sunduğu sosyal ve parasal yardım olanakları hakkında bilgilendirebilir. Gebeliğinizi sürdürüp sürdürmeme konusunda kararsızlık içinde olsanız bile, söz konusu olan danışma merkezleri size her konuda destek olacaklardır.

Doktorlar, ebeler ve danışma merkezi görevlileri sır saklama yükümlülüğüne tabi oldukları için sizin onlara anlatacağınız bütün bilgiler, siz aksini istemediğiniz sürece, onlarda saklı kalacaktır. Danışma merkezlerinde adınızı bile açıklamak zorunda değilsiniz. İletişim problemleri ortaya çıktığında çevirmenlerin yardımına başvurulacaktır. Tabii ki güvendiğiniz bir yakınınızı da tercüme yapması için yanınızda getirebilirsiniz.

Belli başlı danışma merkezleri şunlardır:
- Aileler için danışma merkezi - pro familia
- İşçiler için danışma merkezi - Arbeiterwohlfahrt (AWO)
- Kadın ve erkek haklarının eşitliğini amaçlayan danışma merkezleri - Deutscher Paritätischer Wohlfahrtsverband

- Kızıl Haç'ın danışma merkezleri – Deutsches Rotes Kreuz (DRK)
- Kilisenin danışma merkezleri

Yukarıda adı geçen danışma merkezlerinin adreslerini telefon rehberinde bulabilirsiniz.

Elterninfo 3: Wo soll mein Kind zur Welt kommen?

Anne ve baba adayları için bilgiler 3: Çocuğumu nerede dünyaya getirmeliyim?

Sevgili anne adayı,

Almanya'da gebelerin çoğu doğum yapmak için hastaneleri tercih etmektedirler. Eğer hamileliğiniz problemsiz geçti ise, doğumunuzu bir ebenin yardımı ile doğumevinde veya kendi evinizde de yapma imkanınız bulunmaktadır. Ancak rizikolu durumlarda mutlaka hastanede doğum yapmayı tercih edin.

Hastanede yapılacak doğumun masraflarını sağlık sigortası üstlenmektedir. Doğumevinde ya da evde yapılan doğumlarda genellikle ebeveynler doğum masraflarının bir bölümünü kendileri üstlenmek zorunluluğundadırlar.

Hastanede doğumunuzda doktor ve ebe bulunacaktır. Burada doğum esnasında bebeğin durumu gelişmiş teknik aletlerle takip edilmekte ve sancı çeken anneye bu sancıları azaltacak çeşitli imkanlar sunulmaktadır. Eğer hastanede doğum yapmaya karar verdiyseniz, gebeliğinizin son döneminde seçtiğiniz hastaneye gidip doğumdan önce kaydınızı yaptırmanızı tavsiye ederiz. Şayet doğum sancılarınız başladıysa, kaydınız olmaksızın da her hastane sizi kabul edecektir.

Doğumevinde doğumunuzda sadece ebe bulunacaktır. Evde doğum yapmaya karar verdiyseniz, ebe evinize gelecektir. Her iki durumda da, ebe doğumunuzun sonuna kadar yanınızda kalacak ve size yardımcı olacaktır. Doğum esnasında ortaya çıkacak problemli durumlarda ebe sizinle birlikte hastaneye gidecek ya da doktor çağıracaktır. Eğer doğumevinde ya da evde doğum yapmaya karar verdiyseniz, gebeliğinizin başlangıcından itibaren sorumlu ebe ile irtibata geçmenizi tavsiye ederiz.

Birçok şehirde sağlık dairelerinde, pro familia gibi danışma merkezlerinde ya da kadın doğum uzmanlarının muayenehanelerinde ebelerin isimlerinin ve adreslerinin kayıtlı olduğu listeler bulunmaktadır. Bu listeleri internetten de bulabilir ya da Ebeler Derneği'nden de isteyebilirsiniz.

Elterninfo 4: Vorgeburtliche Diagnostik

Anne ve baba adayları için bilgiler 4: Prenatal Tanı

Sevgili anne adayı,

“Acaba çocuğum sağlıklı doğacak mı?” sorusu gebelik boyunca her anne ve babanın aklından defalarca geçmektedir. Sakatlıkların yalnızca küçük bir yüzdesi doğuştandır. Ve doğuştan olan sakatlıkların da yalnızca küçük bir yüzdesi doğumdan önce tespit ve tedavi edilebilmektedir. Bir sakatlık tespit edildiğinde, çoğunlukla tek tedavi yöntemi gebeliğin sonlandırılmasıdır.

Almanya’da yapılan hamilelik takiplerinde size bebeğinizde kalıtımsal (genetik) hastalıkların ve sakatlıkların tespiti için **çeşitli testler ve muayene yöntemleri** sunulmaktadır. Bu testler ve muayene yöntemleri ile en fazla Down Sendromlu (Trisomi 21) veya beli açık (Spina bifida) çocuklar tespit edilebilmektedir. **Özellikle akraba evlilikleri söz konusuysa bu testlerin ve muayene yöntemlerinin olası bir kalıtımsal hastalığın veya sakatlığın tespiti için kullanılması büyük önem taşımaktadır.**

Muayene yöntemleri çeşitli kan değerlerinin incelenmesini, ultrason takiplerini, amniosentezi ve ikinci düzey ultrasonunu kapsamaktadır. Bu muayene yöntemlerinin masraflarının bir kısmını sağlık sigortası üstlenmektedir. Geri kalan masrafların ebeveynler tarafından karşılanması gerekmektedir.

Test sonuçlarının bir kısmı ile yalnızca anne adayının sakat bir çocuk dünyaya getirme olasılığının yüzdesi saptanabilmektedir. Bu ön taramalarda bebekte bir sakatlık olması yüksek bir olasılık ile saptanmışsa, o zaman anne adayına amniosentez ve ikinci düzey ultrason gibi sakatlığı ve sakatlığın derecesini saptayabilecek muayeneleri yaptırması tavsiye edilmektedir. Ancak şunu da bilmek gerekir ki, hiç bir test ve muayene yöntemi yüzde yüz bir sonuç getirmez.

Yukarıda sözü edilen testleri ve muayene yöntemlerini yaptırmadan önce kendinize şu soruları sormanız gerekmektedir:

- Testleri ve muayeneleri gerçekten yaptırmak istiyor muyum?
- Şayet çocuğumun Down Sendromlu (mongoloid) ya da beli açık (Spina bifida) olduğu tespit edilirse, tepkim nasıl olur?
- Özürlü bir çocuğa bakmaya hazır mıyım?

Prenatal tanı yaptırmadan önce, prenatal tanı yöntemleri ve prenatal tanının sınırları hakkında mümkünse eşinizle birlikte kadın doğum uzmanınızla ayrıntılı olarak görüşün. **Karar verirken acele etmeyin.**

Elterninfo 5: Rauchen in der Schwangerschaft

Anne ve baba adayları için bilgiler 5: Sigara kullanımı

Sevgili anne adayı,

gebelik esnasında sigara kullanımı hem sizin, hem de bebeğinizin sağlığına zararlıdır. Sigara kullanan hanımların yaklaşık üçte biri gebelikleri esnasında sigara içmeye son vermektedirler.

Sigara kullanımını bırakmanın size ve çocuğunuza birçok faydası olacaktır.

Doğum öncesi bebek için faydaları:

- Düşük yapma ve ani bebek ölümü risklerinin azalması
- Bebeğin düşük doğum ağırlığı ile dünyaya gelme riskinin azalması

Doğum sonrası çocuk için faydaları:

- Ani bebek ölümü riskinin azalması
- Bronşit ve üst solunum yolları enfeksiyonlarına daha nadir yakalanmaları
- Orta kulak iltahaplanmasının daha nadiren görülmesi
- Astım ve alerjilerin daha nadiren görülmesi

Size faydaları:

- Hamileliğinizin rahat geçmesi
- Öksürük ve soğuk algınlığının daha nadiren görülmesi
- Kendinizi daha iyi hissetmeniz
- Kronik akciğer-, kalp ve damar hastalıklarına ve kansere yakalanma riskinin azalması

Kuşkusuz ki sigarayı bırakmak kolay değil... Eğer daha önce de sigarayı bırakmakta başarılı olamadıysanız, bu gözünüzü korkutmasın. Önereceğimiz bazı küçük noktaları göz önünde bulundurursanız, belki de bu sefer sigarayı bırakmakta pek fazla zorlanmayacaksınız.

- **Çevrenizde sigarayı bırakacağınızı duyurun.** Sizinle birlikte sigarayı bırakacak bir kişi bulun.
- **Kendinizi meşgul edin:** Sigara içmek yerine 5-10 kere derin nefes alın ya da yapmaktan zevk aldığınız bir faaliyette bulunun.
- **Kendinizi koruyun:** İçinizde sigara içme dürtüsünü uyandıracak durumlardan kaçınmaya çalışın.

Kendinizi çok fazla zorlamayın. Az içtiğiniz her sigara ve sigara içmediğiniz her gün bir kazançtır. Yalnız çocuğunuzun yanında ve odasında kesinlikle sigara içmeyin ve içirtmeyin.

Sigara bırakmaya yardımcı olabilecek danışma merkezleri konusunda doktorunuza veya ebenize danışabilirsiniz.

Elterninfo 6: Alkohol in der Schwangerschaft

Anne ve baba adayları için bilgiler 6: Gebelikte alkol kullanımı

Sevgili anne adayı,

bugün gebelikte aşırı alkol kullanımının bebeğe zarar verdiği bilinmektedir. Ancak alkol kullanımında bilinmeyen nokta, hangi miktardan itibaren alkolün bebeğe zarar vermeye başladığıdır.

Birçok anne adayı için gebelikte tamamen alkolden vazgeçmek problem teşkil etmemektedir. Ama bazı anne adayları, alkol sosyal yaşamlarının bir parçası haline gelmiş olduğu için, alkol kullanmayı gebelik esnasında azaltamamaktadır.

Eğer sağlıklı iseniz ve haftada yalnızca bir-iki küçük bardak alkollü içki **(bir-iki birim alkol)** içiyorsanız, bu miktarın bebeğe zarar verdiği tespit edilmemiştir. Yalnız haftalarca alkol kullanmayıp bir anda büyük miktarda içki içmekten, çocuğa zarar verebileceğini düşünerek, kaçının.

Düzenli bir şekilde aşırı miktarda alacağınız alkol çocuğunuza ciddi boyutlarda zarar verebilir. Zararın derecesi, alkol ile birlikte sigara veya uyuşturucu kullanımı söz konusuysa ya da dengeli beslenmiyorsanız artar.

Bir birim alkol (8 g alkol) aşağıdaki içkilerde bulunmaktadır.

- 1 küçük bardak bira (0,3 l)
- 1 küçük bardak siyah bira (0,15 l)
- 1 küçük bardak şarap
- 1 küçük bardak şeri
- 1 küçük bardak rakı

Alkollü içkileri tüketirken şu noktaları göz önünde bulundurmanız gerekir:

- **Içki içtiğiniz bardağın büyüklüğü:** Evde içki içiyorsanız, evde kullanılan bardaklar genellikle restoranlarda kullanılanlardan daha büyüktür. O yüzden evde içtiğiniz içkinin miktarını 23 birim alkol olarak hesaplayın.
- **Içkinin alkol oranı:** İçkilerin alkol oranları birbirinden çok farklı olabilir. Alkol oranı fazla olan içkileri mümkün olduğu kadar az tüketmeye çalışmalısınız.
- **Kendi kilonuz:** Eğer sadece 50 veya 60 kilo ağırlığındaysanız, alkolün etkisi bebeğinizin üzerinde 80 veya 90 kilo ağırlığında olmanızdan daha fazla olacaktır. Ama bu daha kilolu kadınlar, daha zayıf kadınlara nazaran, daha fazla alkol içebilirler anlamına gelmemektedir.

Alkol kullanımına son vermek istiyorsanız, alkolü bırakmaya yardımcı olabilecek danışma merkezleri konusunda doktorunuza veya ebenize danışabilirsiniz.

Elterninfo 7: Stillen oder Flaschennahrung

Anne ve baba adayları için bilgiler 7: Anne sütünün yararları

Sevgili anne adayı,

bebeğinizi ilk altı ayda emzirmeniz, hiç kuşkusuz ki onu hazır mama ile beslemenizden çok daha faydalı olacaktır. Altıncı aydan sonra bebeğe yavaş yavaş anne sütüne ilave olarak besin maddeleri de vermeye başlayabilirsiniz.

Emzirmenin faydaları:

- Anne sütü çocuğunuzu ishal, üst solunum yolları enfeksiyonları, orta kulak iltihabı ve idrar yolları enfeksiyonları gibi çeşitli hastalıklara karşı korur.
- Emzirilen çocuğun allerjik bünyeli olma olasılığı daha azdır.
- Emzirilmiş olmak yumurtalık ve meme kanserinden koruduğu gibi, kemik erimesini de geciktirmektedir.
- Emziren anne, gebelik esnasında aldığı fazla kilolarını daha çabuk verecektir.
- Emzirmek anne ve bebek arasındaki duygusal bağı güçlendirmektedir.
- Anne sütü bebeğe her zaman ve kolayca verilebilir.
- Emzirmekle rahim daha çabuk tekrar normal büyüklüğünü alır.

Emzirmenin dezavantajları:

- Belli hastalıklar (HIV, Hepatit B ve C) ve ilaçlar anne sütü yoluyla çocuğa geçebilmektedir.

Pek çok anne adayı çocuğunu emzirmek istemektedir. Ama doğum sonrasında „Acaba yeterli sütüm gelecek mi?" diye de endişe etmektedir. Oysa ki bu endişe yersizdir. Kadınların % 98'i fiziksel açıdan yeni doğan çocuklarına süt verebilecek durumdadır. Sadece kadınların % 2'sinin sütü bebeği beslemeye yetmemektedir. Bebeği besleyemeyecek kadar az süt gelmesinin çeşitli sebepleri olabilir. Sosyal faktörler, annenin kilosu, psikolojik durumu ve çocuğun gereksinimleri bu sebeplerin en önemlilerini oluşturmaktadır. Emzirmek bebeği beslemenin en doğal yolu olduğu halde, bugün annelerin bebeklerini emzirirlerken aile fertlerinden ve çevrelerinden destek görmeleri çok önemlidir.

Mama ile beslemenin avantajları:

- Hazır mama anne dışında diğer aile fertleri tarafından da bebeğe verilebilir.
- Bebek mama aralarında muhtemelen daha uzun uyuyacaktır.

Mama ile beslemenin dezvantajları:

- Hazır mama ile beslenen çocuklar daha sık hastalanmaktadır.
- Hazır mama ile beslenen çocuklar daha sık allerjik bünyeli olmaktadır.
- Mamayı hazırlamak gereklidir. Mama vermek için gerekli olan biberonu ve diğer malzemeleri daima temizlemek ve sterilize etmek gereklidir.
- Mama hazırlarken verilecek miktarda hata yapılabilir.
- Hazır mama ile beslenen bebekler anne sütü ile beslenenlere nazaran daha kilolu olmaktadır.
- Hazır mama paralıdır.

Bebeğinizi tavsiye edilen altı aylık süreden daha az emzirmiş olsanız da, bu ona büyük avantajlar sağlayacaktır. Eğer bebeğinizi doğumdan hemen sonra mama ile beslemeye başladıysanız bile, arzu ediyorsanız yine de emzirmeyi deneyebilirsiniz.

Bebeğinizin sağlıklı beslenmesi konusunda her zaman doktorunuza veya ebenize danışabilirsiniz. Bebeğinizi emzirirken eşinizden ve diğer aile fertlerinden yardım istemekten de çekinmeyin.

Elterninfo 8: Vorbeugende Maßnahmen beim Neugeborenen

Anne ve baba adayları için bilgiler 8: Yeni doğan bebeklerde alınması gereken koruyucu önlemler

Sevgili anne adayı,

bebeğinizin doğumundan hemen sonra ebe, bebeğinize K vitamini ve enfeksiyon önleyici göz damlalarının verilip verilmemesi konusunda size danışacaktır.

K vitamini

Bebeğinize doğumdan hemen sonra, 310 gün sonra ve 46 hafta sonra 2 damla K vitamini verilmesi gerekmektedir. Ağızdan verildiği sürece damlanın yan etkisi nadirdir. Koruyucu etkisini gösterebilmesi için damlaların bebeğe yukarda belirtildiği gibi üç kere arka arkaya verilmesi gerekmektedir.

K vitamini kanın pıhtılaşmasına yardımcı olmaktadır. Şayet kanda K vitamini oranı düşükse, iç kanamalar oluşabilir. Sağlıklı yeni doğanlarda anlatılan iç kanamaların oluşma rizikosu çok düşük olmasına rağmen, tedbir olarak damlaların verilmesinde yarar vardır. İç kanamalar oluştukları taktirde, genellikle bağırsaklarda ve beyinde oluşmakta ve bu dokulara kalıcı olarak zarar verebilmektedirler.

Bütün yeni doğan bebekler kanda düşük bir K vitamini oranı ile dünyaya gelmektedirler. K vitamini anne sütünden almaktadırlar. Ayrıca hazır mamalar da K vitamini içermektedir. Özellikle doğumdan hemen sonra gelen ilksüt (kolostrum) ve daha sonraki günlerde bebek birkaç dakika emdikten sonra gelen anne sütü yüksek oranda K vitamini içermektedir. Bu yüzden bebeğin K vitamini ihtiyacını karşılayabilmesi için önce bir memedeki sütün tamamını içmesi ve daha sonra

diğer memede emzirilmesi gerekmektedir.
Anne sütündeki K vitamini oranı annenin yediği yemeklere ve aldığı ilaçlara bağlıdır. Özellikle sebze ağırlıklı bir beslenme şekli anne sütündeki Vitamin K oranını artıracaktır. Erken ve zor doğan bebeklerin K vitamini ihtiyacı daha fazladır.

Enfeksiyon önleyici göz damlası

Olabilecek enfeksiyonları önlemek için bazı hastahanelerde doğumdan hemen sonra bebeğin gözüne bir kereye mahsus olmak üzere damla damlatılmaktadır.

Doğum esnasında bebeğin gözü mikrop kapabilir ve enfeksiyona neden olabilir. Bu enfeksiyon ender de olsa körlükle dahi sonuçlanabilir. Bu yüzden bazı çocuk doktorları mutlaka bu göz damlalarının bebeğe verilmesini tavsiye etmektedirler. Ancak bazı çocuk doktorları bugünkü imkanlarla olası göz enfeksiyonları zamanında teşhis edilirse kolaylıkla tedavi edilebileceği için, damlaların verilmesini şart koşmamaktadırlar. Damlalar verilmediği takdirde önemli olan doğumdan hemen sonra bebeğin ve gözlerinin durumunun hergün örneğin bir ebe tarfından kontrol edilmesi olacaktır.

Eskiden bütün yeni doğanlara „Crede damlası" denilen göz damlaları verilirdi. **Gümüşnitrat** içeren bu damlalar bugün de kullanılmaktadır, ama damlatılıp damlatılmaması tartışmalıdır. Çünkü göz enfeksiyonlarına en fazla neden olan Klamidya isimli mikroba karşı etkin olmadıkları düşünülmektedir. Yukarıda adı geçen bu mikropla oluşan enfeksiyonlara karşı bugün antibiyotikli merhemler kullanılmaktadır.

K vitamini ve göz damlasının verilip verilmemesi konusunda her zaman doktorunuza veya ebenize danışabilirsiniz.

Elterninfo 9: Betreuung nach der Geburt

Anne ve baba adayları için bilgiler 9: Doğum sonrası lohusalık döneminde takip

Sevgili anne adayı,

bebeğinizin doğumunu takip eden 8 haftalık dönem içerisinde ve lohusalık döneminizde **ebeniz evinize gelip sizin ve bebeğinizin takibini** yapabilir. Bu ev ziyaretlerinin ücretlerini sağlık sigortası, eğer sigortalı değilseniz sosyal yardım dairesi üstlenmektedir.

Ebe doğumdan sonra sizin fiziksel ve ruhsal durumunuzun takibini yapar. Bebeğin sağlık durumunu kontrol eder. Size emzirmekte veya bebeği mama ile beslemekte yardımcı olur. Kendisine doğumdan sonra bebek bakımı ile ilgili bütün sorularınızı yöneltebilirsiniz.

Doğum sonrası takibinizi yapacak ebeyi gebeliğiniz esnasında seçmeniz ve doğum öncesi onunla temas kurmanız iyi olur. Birçok şehirdeki sağlık dairelerinde, pro familia gibi danışma merkezlerinde ya da kadın doğum uzmanlarının muayenehanelerinde **ebelerin isimlerinin ve adreslerinin kayıtlı olduğu listeler** bulunmaktadır. Bu listeleri internette de bulabilir ya da Ebeler Derneği'nden de isteyebilirsiniz.

Elterninfo 10: Vorsorgeuntersuchungen beim Kind

Anne ve baba adayları için bilgiler 10: Çocukların olması gereken muayeneler

Sevgili anne adayı,

Almaya'da çocuğunuzu belirli aralıklarla çocuk doktoruna muayene olmaya götürmeniz gerekmektedir. Çocuk doktoru çocuğunuzun sağlıklı ve gelişiminin normal olup olmadığını kontrol etmektedir. Bu muayenelerin ücreti sağlık sigortası tarafından karşılanmaktadır. Şayet sigortalı değilseniz, masraflar sosyal yardım dairesi tarafından karşılanmaktadır.

Doğumdan hemen sonra hastahanede size çocuğunuzun yapılan bütün muayenelerinin işlenmesi gereken **sarı renkte bir çocuk muayene cüzdanı** verilecektir. Bu cüzdanın üzerinde çocuğunuzla ne zaman hangi muayeneye gitmeniz gerektiği belirtilmiştir. Bu cüzdana ayrıca yapılan diğer bütün muayenelerin sonuçları da işlenecektir.

Beş yaşına kadar çocuğunuzun toplam **dokuz muayeneden (U1U9)** geçmesi gerekmektedir.

- **U1**: doğumdan hemen sonra doktor veya ebe tarafından yapılan muayenedir.
- **U2**: doğumdan sonra 3. ile 10. gün arasında yapılır.
- **U3**: doğumdan sonra 4. ile 6. hafta arasında yapılır.
- **U4**: doğumdan sonra 3. ile 4. ay arasında yapılır.
- **U5**: doğumdan sonra 6. ile 7. ay arasında yapılır.
- **U6**: doğumdan sonra 10. ile 12. ay arasında yapılır.
- **U7**: doğumdan sonra 21. ile 24. ay arasında yapılır.
- **U8**: doğumdan sonra 43. ile 48. ay arasında yapılır.
- **U9**: doğumdan sonra 60. ile 64. ay arasında yapılır.

Elterninfo 11: Plötzlicher Kindstod

Anne ve baba adayları için bilgiler 11: Ani bebek ölümleri

Sevgili anne adayı,

ani bebek ölümleri (SIDS, Sudden Infant Death Syndrome) bir yaşını doldurmamış sağlıklı çocukların ani ölüm vakalarını kapsamaktadır. Bu şekilde ölen çocukların daha sonra otopsisi yapıldığı halde, ölüm sebebi bulunamamaktadır.

Ani bebek ölümlerine nadiren rastlanılsa da, bir yaşın altındaki çocukların en sık ölüm sebebini bu çeşit ölümler oluşturmaktadır. Ani bebek ölümlerinin sebepleri hala tam anlamıyla bilinmemektedir. Buna rağmen rizikoyu azaltmak için alabileceğiniz birkaç tedbir mevcuttur.

Çocuğunuzu uyurken karın üstü ya da yan yatırmak yerine, **sırt üstü yatırın**. Çocuk uykusunda aldığı mamanın bir bölümünü kussa dahi, bundan dolayı boğulma tehlikesi ile karşı karşıya kalmayacaktır. Çocuk uyandığında arada sırada tabii ki karın üstü de yatırılmalıdır ki, sırt ve ense kasları gerektiği gibi gelişebilsin.

Yastık, kuştüyü yorgan ya da örtü kullanmayın. Çocuğunuz uyurken yüzü yastık veya yorganının altına gömülürse, nefes alamıyabilir. Yumuşak şilte kullanmayın ve çocuğunuzun yatağında mümkün olduğu kadar az oyuncak bulundurmaya çalışın. Çocuğunuz en iyi, sert bir şilte üzerinde ve büyüklüğüne ve odasının sıcaklığına uygun kalınlıkta bir bebek uyku tulumunun içinde uyuyacaktır.

Çocuk odasında sıcaklık 16 ile 18 derece arasında olmalıdır. Çocuğunuzun üşüyüp üşümediğini anlamak için ensesine veya sırtına dokunun. Vücudu sıcaksa ve terlememişse oda sıcaklığına uygun olarak giydirilmiştir. Bu arada burnunun ve ellerinin soğuk olması normaldir.

İlk altı ayda çocuğunuzla aynı odada uyuyun. En iyisi çocuk yatağını kendi yatağınızın yanına kurmanız olacaktır. Çocuğunuzla birlikte aynı yatakta da yatabilirsiniz. Şayet siz veya eşiniz sigara içiyorsanız, çok yorgunsanız ya da alkol veya uyku getirici bir ilaç kullanıyorsanız, çocukla birlikte aynı yatakta yatmamaya özen gösterin. Çocukla birlikte kanepe üzerinde uyuya kalmaktan da kaçının.

Çocuğunuzu mutlaka sigara dumanından uzak tutun. Sigara dumanının yoğun olduğu ortamlarda bulunmak, ani bebek ölümü rizikosunu artırmaktadır. Gebeliğiniz süresince sigara kullanmayın ve sigara dumanının yoğun olduğu ortamlarda bulunmaktan kaçının. Doğumdan sonra da bebeğin yanında sigara içilmemesine özen gösterin. Evinizde en azından çocuk ve yatak odasında sigara içilmemesini sağlayın.

Çocuğunuzu en azından doğumundan sonraki ilk altı ayda emzirin. Anne sütü çocuğunuzu allerji gelişiminden ve enfeksiyonlardan koruduğu gibi, ani bebek ölümü rizikosunu da azaltmaktadır.

Ani bebek ölümleri nadirdir ve çocuk beş aylık olup hareket etmeye başladıktan sonra görülmemektedir. Yukarıda saydığımız basit tedbirlerle, ani bebek ölümü rizikosunu azaltabilirsiniz.

Bu konuda aklınıza takılan noktaları her zaman doktorunuza veya ebenize danışabilirsiniz.

Elterninfo 12: Säuglingspflege

Anne ve baba adayları için bilgiler 12: Çocuk bakımı

Sevgili anne adayı,

çocuğunuzun bakımında dikkat etmeniz gereken birkaç noktaya değinmek istiyoruz:

Vücut bakımı

- Evde çocuğunuzun altını değiştirmeden veya onu yıkamadan önce ellerinizi dezenfekte etmeniz gerekmez. Ellerinizi sabunla yıkamanız yeterli olacaktır.
- Doğumdan hemen sonraki ilk aylarda çocuğunuzun üstünü ve altını değiştirdiğiniz kundak masasının yakınında üşümemesi için elektrikli bir sobanın olmasına dikkat edin.
- Çocuğunuzun **altını değiştiriken** poposunu nemli bir bezle temizlemek yeterli olacaktır. Bezi hergün değiştirmeye özen gösterin. Eğer suyla temizlemek yeterli gelmiyorsa, suya zeytinyağı ilave edin. Çocuğunuzun altını büyük aptestini yaptıktan sonra temizlerken, poposunu önden arkaya doğru temizlemeye dikkat edin.
- **Çocuğunuzun altını yıkadıktan sonra**, mutlaka poposunu kurutun. Kundağını değiştirirken altının nemli kalmamasına dikkat edin. Şayet kızarıklık yoksa, çocuğunuzun poposunu kremlemeniz gerekmez.
- **Çocuğunuzun poposu tahriş olmuşsa**, bebekbezini daha sık değiştirin. Poposunu havalandırmaya ve kuru tutmaya çalışın. Yara iyileşmesine yardımcı bir krem kullanmanız yararlı olabilir. Bu konuda ebenize danışabilirsiniz.
- Bebeğinizi haftada biriki kere 10 dakikadan fazla sürmemek kaydıyla yıkayabilirsiniz. İlk aylarda şampuan kullanmamaya özen gösterin. Suyun sıcaklığı 37°C'yi geçmemelidir. Bebeğinizi yıkarken en doğru ne şekilde tutmanız veya onu nasıl kurulamanız gerektiği size hastahanede

veya ebeniz tarafından gösterilecektir. Bebeğinizi kurulamadan önce, havlusunu ısıtmaya özen gösterin.

- **Bebeğinizi yıkadıktan sonra** bebek yağı veya kremi kullanabilirsiniz. Bu konuda da ebenize danışabilirsiniz.
- Bebeğin **göbeğini** temiz ve kuru tutmalısınız. Eğer göbek kızarmamışsa temizlemek için kaynatılmış (ılık veya soğuk, ama asla sıcak olmayan!) suyla temizlemeniz yeterlidir. Göbek bağı genellikle 3 ile 10 gün sonra kendiliğinden düşmektedir. Göbek bakımının en iyi ne şekilde yapılacağı size hastahanede veya ebeniz tarafından gösterilecektir.

Çocuğun giyim eşyaları

- Doğumdan sonraki ilk günlerde bebeğinizin üstünün herzaman örtülü olmasına dikkat edin ve başına ince bir şapka giydirin. Şayet elleri ve ayakları soğuksa, ona daha kalın eşyalar da giydirebilirsiniz.
- Bebeğinizin terlediğini yüzünün kızarmasından ve saçlarının ıslak olmasından anlayabilirsiniz. Ayrıca kendini rahat hissetmediği için muhtemelen huzursuz ve ağlıyor olacaktır.

Bebek odası

- Bebeğiniz sizin yanınızda ve sert bir şilte üzerinde yatmalıdır. Yastık kullanmaya gerek yoktur. Onu bir bebek uyku tulumu içinde yatırmak suretiyle en iyi şekilde sıcak tutabilirsiniz.
- Bebeğiniz uyurken mutlaka sırt üstü yatmalıdır. Bebek odasında sigara içilmemesine özen gösterin.
- Bebek odasının sıcaklığı 16 ile 18 derece arasında tutulmalıdır. Eğer gece açık pencere ile uyuyorsanız bebeğinize mutlaka şapka giydirin ve cereyanda kalmamasına dikkat edin.

Russisch

Maja Melamed

Ausspracheregeln

Russischer Buchstabe	Aussprache
Аа	a
Бб	b
Вв	w
Гг	g
Дд	d
Ее	e
Ёё	jo
Жж	j in Journal
Зз	s in sausen
Ии	i
Йй	j in Jod
Кк	k
Лл	L
Мм	m
Нн	n
Оо	o
Пп	p
Рр	r
Сс	s
Тт	t
Уу	u
Фф	f
Хх	ch
Цц	z in Zar
Чч	tsch in Tscheche
Шш	sch in Schule
Щщ	schtsch
Ъ	hartes Zeichen
Ы	ähnlich ü in dünn
Ь	Weichheitszei chen
Э	e
Юю	ju
Яя	ja

Geburtshilfliche Fachbegriffe Deutsch – Russisch

Russisch

A

Abdomen, Bauch	живот (jiwot)
Abnabelung, abnabeln	перерезание пуповины (pererezanie pupowiny)
Abort	выкидыш (wükidüsch)
Abstillen, abstillen	прекращение грудного вскармливания (prekratschenie grudnogo wskarmluwanija)
Abtasten, abtasten	пальпировать, обследовать (obsledowat)
Akupunktur	акупунктура (akupunktura)
Akutes Abdomen	острый живот (ostrij jiwot)
Akutes Nierenversagen	острая почечная недостаточность (ostraja potschetschnaja nedostatotschnost)
Amniotomie	вскрытие плодного пузыря (wskrütie plodnogo pusürja)
Amniozentese	исследование плодных вод (issledowanije plodnüch wod)
Anamnese	анамнез, опрос пациента (anamnes)
Anämie	малокровие (malokrowie)
Apgar-Wert	шкала Аргара (schkala Apgara)
Aromatherapie	терапия запахами (terapija sapachami)
Asphyxie	недостаток кислорода (nedostatok kisloroda)
Atemnot	одышка (odüschka)
Atmen, Atmung	дыхание (düchanie)
Atmen unter der Geburt	дыхание во время родов (düchanie wo wremja rodow)
Atonischer Uterus	атония матки (atonija matki)
Aufnahmeuntersuchung	обследование при поступлении в больницу (obsledowanie pri postuplenii w bolnizu)

Ausfluss haben	влагалищные выделения (wlagalitschnüe wüdelenija)
Auskultation (Abhören)	аускультация, выслушивание (wüsluschiwanie)
Austreibungsperiode	период изгнания плода (period izgnanija ploda)
Äußere Untersuchung	наружное обследование (naruznoe obsledowanie)
Azidose	ацидоз (azidos)

B

Basalfrequenz der kindlichen Herztöne	средняя частота сердечных тонов плода (srednjaa tscha-stota serdetschnüch tonow ploda)
Bauchatmung	дыхание животом (düchanie jiwotom)
Becken	малый таз (malüj tas)
Beckenausgang	выход из малого таза (wüchod is malogo tasa)
Beckenboden	тазовое дно (tasowoe dno)
Beckeneingang	вход в малый таз (wchod w malüj tas)
Beckenendlage	тазовое предлежание (tasowoe predlezanie)
Beckenhöhle	полость таза (polost tasa)
Beckenvenenthrombose	тромбоз тазовых вен (trombos tasowüch wen)
Beurteilung des fetalen Zustandes	характеристика состояния плода (charakteristika sostoja nija ploda)
BH (Büstenhalter)	бюстгальтер (büsthalter)
Blasensprung	отхождение вод (otchoschdenie wod)
Blut abnehmen	сделать анализ крови (sdelat analis krowi)
Blutdruck messen	измерить давление (ismerit dawlenie)
Blutgruppenunverträglichkeit	несовместимость группы крови (nesowmestimost gruppü krowi)
Brustentzündung	мастит (mastit)

Brustpflege	уход за грудью (uchod sa grudju)

C

CTG-Gerät	кардиотокограф (kardiotokograf)

D

Dammnaht	шов промежности (schow promeschnosri)
Dammriss: I°, II°,III°,IV°	разрыв промежности (rasrüw promeschnosti)
Dammschnitt, Episiotomie	разрез промежности (rasres promeschnosti)
Dammmuskulatur	мускулатура промежности (muskulatura promeschnosti)
Dauerüberwachung	постоянное наблюдение (postojannoe nablüdenie)
Diabetes mellitus	сахарный диабет (sacharnüj diabet)
Diarrhoe, Durchfall	понос (ponos)

E

Eihäute	плодные оболочки (plodnüe obolotschki)
Einlauf	клизма (klisma)
Eisenmangelanämie	железодефицитная анемия (schelesodefizitnaja anemija)
Eklampsie	эклампсия (eklampsija)
enges Becken	узкий таз (uskij tas)
entbinden	родоразрешить (rodorasreschit)
Entbindung	роды (rodü)
Entbindungsstation	послеродовое отделение (poslerodowoe otdelenie)
entspannen	расслабиться (rasslabitsa)
Entspannungs-/Atmungs-techniken	техника дыхания и расслабления (technika düchanija i rasslablenija)
Episiotomie, Dammschnitt	эпизиотомия (episiotomija)
Episiotomie anlegen	разрезание промежности (rasresanie promeschnosti)

Russisch

Erbrechen	рвота (rwota)
Ernährung	питание (pitanie)
Eröffnungsperiode	период раскрытия (period raskrütija)
Errechneter Entbindungstermin	предположительная дата родов (predpolozitelnaja data rodow)
Extrauteringravidität	внематочная беременность (wnematotschnaja beremennost)

F

Feststellung der Schwangerschaftswoche	определение срока беременности (opredelenie sroka beremennosti)
Fehlbildung	аномалия плода (anoalija ploda)
Fetalblutanalyse	анализ крови плода (analis krowi ploda)
fetaler Blutkreislauf	кровообращение плода (krowoobratschenie ploda)
Flaschenernährung	искусственное вскармливание (iskusstwennoe wskarmliwanie)
Fontanellen	родничок (rodnitschok)
Forceps, Zangenentbindung	акушерские щипцы (akuscherskie tschipzi)
Fruchtblase	плодный пузырь (plodnüj pusir)
Fruchtwasser	плодные воды (plodnüe wodi)
Frühgeburt	преждевременные роды (prezdewremenüe rodi)
Frühschwangerschaft	ранняя беременность (ranjaa beremenost)
Fundushöhe des Uterus	высота стояния матки (wüsota stojania matki)

G

gebären	рожать (rozat)
Gebärmutter	матка (matka)
Geburt	роды (rodi)

Geburtsbeginn	начало родов (natschalo rodow)
Geburtseinleitung	возбуждение родовой деятельности (wozbuzdenie rodowoj dejatelnosti)
Geburtsfortschritt	течение родов (tetschenie rodow)
Geburtshelfer	акушер-гинеколог (akuscher)
Geburtshilfe	акушерство (akuscherstwo)
Geburtskanal	родовой канал (rodowoi kanal)
Geburtsprotokoll	протокол родов (protokol rodow)
Geburtsstillstand	прекращение развития родов (prekraschenie razwitija rodow)
Geburtsverletzungen	родовые повреждения (rodowüe powrezdenija)
Gelbsucht, Ikterus	желтуха (zeltucha)
Gerinnungsstörungen	нарушение свертываемости крови (naruschenie swertüwae-mosti krowi)
geschätzter Blutverlust	предполагаемая кровопотеря (predpolagaemaja krowopoter-ja)
Gesichtslage	лицевое предлежание (lizewoe predlezanie)
Gestationsdiabetes	диабет беременных (diabet beremenüch)
Gewebe	ткань (tkan)
Gonorrhoe	гонорея (gonoreja)
Grünfärbung des Fruchtwassers	зеленые плодные воды (zelenüe plodnüe wodi)
Gynäkologe, Frauenarzt	гинеколог, женский врач (ginekolog)

H

Harnblase	мочевой пузырь (motschewoj pusir)
Hausarzt	домашний врач (domaschnij wratsch)
Haut	кожа (koza)
Hebamme	акушерка (akuscherka)
HELLP-Syndrom	HELLP-синдром

Russisch

Herpes simplex	герпес (gerpes)
Herzkrankheit	болезнь сердца (bolezn serdza)
Homöopathie	гомеопатия (gomeopatija)
Hormone	гормоны (gormoni)
Hydramnion	многоводие (mnogowodie)
Hyperbilirubinämie	повышение уровня билирубина в крови (powüschenie bilirubina)
hypertrophes Geburtsgewicht	крупный плод (krupnüj plod)
hypotrophes Geburtsgewicht	маленький плод (malenkij plod)

I

Immunsystem	иммунная система (imunaja sistema)
Impfung	прививка (priwiwka)
Infektion	инфекция (infekzija)
Infusion, Tropf	капельница (kapelniza)
Intrakranielle Blutung	внутричерепное кровоизлияние (wnutritscherepnoe krowoizlianie)
Intramuskuläre Injektion	внутримышечная инъекция (wnutrimüschetschnaja injekzia)
Intrauterine Mangelentwicklung	замедленное развитие плода (samedlenoe razwitie ploda)
intravenöse Medikation	внутривенное лечение (wnutriwenoe letschenie)

K

Kindliche Herzschläge	сердечные тоны плода (serdetschnie toni ploda)
Komplikationen	осложнения (osloznenija)
Konsistenz des Muttermundes	состояние шейки матки (sostojanie schejki matki)
Kontraindikationen	противопоказания (protiwopokasanija)
Kontraktionen	сокращения (матки) (sokraschenia matki)
Kopfschmerzen	головная боль (golownaja bol)

Krampf im Bein	судорога в ноге (sudoroga w noge)
Krämpfe	судороги (sudorogi)
Krankenschwester	медсестра (medsestra)
Kreißsaal	родильный зал (rodilnij sal)
Kürettage	выскабливание (wüskabliwanie)

L

Labienriss	разрыв половой губы (rasriw polowoj gubi)
Lebendgeborenes	новорожденный (noworozdenij)
Leber	печень (petschen)
Leichte Analgetika	легкое болеутоляющее (boleutoliaüstschee)
Leopoldsche Handgriffe	приемы Леопольда (prijomi leopolda)
Letzte Periode	последняя менструация (poslednjaja menstruatija)
Listeriose	листериоз (listeriose)
Lochien, Wochenfluss	послеродовые выделения (poslerodowie wüdelenija)
Lokalanästhesie	местный наркоз (mestnij narkos)
Lues	сифилис (sifilis)
Lunge	легкие (ljochkie)
Lungenembolie	эмболия легочной артерии (embolija legotschnoi arterii)
Lungenreife	зрелость (развитие) легких (srelost lechkich)

M

Makrosomie	крупный плод (krupnij plod)
Mastitis	мастит (mastit)
Mehrlingsschwangerschaft	многоплодная беременность (mnogoplodnaja beremenost)
Missverhältnis	несоответствие (nesootwetstwie)
Muttermund	шейка матки (schejka matki)
Muttermundserweiterung	раскрытие шейки матки (raskritie schejki matki)

N

Nabelpflege	уход за пупком (uchod sa pupkom)
Nabelschnur	пуповина (pupowina)
Nabelschnurvorfall	выпадение пуповины (wipadenie pupowini)
Nachgeburtsperiode	послеродовый период (poslerodowij period)
nach Hause entlassen	выписка из больницы (wüpiska is bolnizi)
Nachwehen	послеродовые схватки (poslerodobie schwatki)
Nähen	зашивать (разрыв) (saschiwat)
Naht	шов (schow)
Narben	шрам (schram)
Nasenbluten	носовое кровотечение (nosowoe krowotetschenie)
Nieren	почки (potschki)
Nierenschmerzen	боль в области почек (bol w oblasti potschek)
Notfall	неотложное состояние (neotloznoe sostojanie)

O

Obstipation	запор (sapor)
Oedeme	отеки (otjoki)
Oligohydramnion	маловодие (malowodie)

P

pH-Wert	кислотно-щелочной показатель (p-asch pokasatel)
Placenta praevia	предлежание плаценты (predlezanie plazenti)
Plazenta	плацента, послед (posled)
Placentainsuffizienz	недостаточность плаценты (nedostatotschnost plazenti)
Plötzlicher Kindstod	внезапная смерть ребенка (wnesapnaja smert rebenka)
Po	ягодица (jagodiza)
Pressdrang	потуги (potugi)
Primäre Sectio caesarea	плановое кесарево сечение (planowoe kesarewo setschenie)

pressen	тужиться (tuzschitsja)
Primigravida, Erstgravida	первородящая (perworodjaschaja)
Prophylaxe	профилактика (profilaktika)
Proteinurie	белок в моче (belok w motsche)
Protrahierte Geburt	затянувшиеся роды (satjanuwschiesja rodi)
Puerperalfieber	лихорадка в послеродовом периоде (lichoradka w poslerodowom periode)

Q

Querlage	поперечное положение плода (poperetschnoe polozenie ploda)

R

Rasieren	бритье (britje)
Reanimation des Neugeborenen	реанимация новорожденного (reanimazija nowopozdenogo)
Reanimieren	реанимировать (reanimirowat)
Regelmäßig Stuhlgang haben	регулярный стул (regularnij stul)
Regelwidrige Lagen	неправильное положение плода (neprawilnoe polozenie ploda)
risikolos	без риска (надежный) (bes riska)
Risikoschwangerschaft	осложненная беременность (osloschnjonaja beremenost)
Röteln	краснуха (krasnucha)
Rötelnembryopathie	аномалия плода после краснухи (anomalija ploda posle krasnuchi)
Rückbildung des Uterus	инволюция матки (уменьшение размеров) (inwolüzija matki)
Rücken	спина (spina)
Rückenschmerzen	боли в спине (boli w spine)

S

Saugreflex	сосательный рефлекс (sosatelnij refleks)
Sauerstoffmangel, Hypoxie	недостаток кислорода (nedostatok kisloroda)
Sectio caesarea	кесарево сечение (kesarewo setschenie)
Schädellage	головное предлежание (golownoe predlezanie)
Schädelnähte	швы черепа (schwi tscherepa)
Scheidenriss	разрыв влагалища (rasriw wlagalischa)
Schleim	слизь (slis)
Schleimhaut	слизистая оболочка (slisistaja obolotschka)
Schmerzbekämpfung	обезболивание (obesboliwanie)
Schmerzen	боли (boli)
Schmierblutung	мажущие выделения (mazuschie widelenija)
Schnittentbindung	кесарево сечение (kesarewo setschenie)
Schulterdystokie	затруднения при выведении плечевого пояса (satrudnenija pri wiwedenii plotschewogo pojasa)
schwach, ohnmächtig werden	слабость, обморочное состояние (slabost)
Schwangerengymnastik	гимнастика для беременных (gimnastika dlja beremenüch)
Schwangerenvorsorge	наблюдение беременности (nablüdenie beremenosti)
Schwangerschaft	беременность (beremenost)
Schwangerschaftsalter	срок беременности (srok beremenosti)
Schwangerschaftsinduzierte Hypertonie	гипертония беременных (gipertonija beremenosti)
Schwangerschaftswoche	неделя беременности (nedelja beremenosti)
Selbstuntersuchung der Brust	самостоятельное обследование груди (samostojatelnoe obsledowanie grudi)

Sodbrennen	изжога (izschocha)
Spirale, Intrauterinpessar	внутриматочная спираль (wnutrimatotschnaja spiral)
Spontangeburt	нормальные роды (normalnie rodi)
Spritze	шприц (spriz)
Stammzelle	стволовые клетки (stwolowie kletki)
Steißlage	тазовое предлежание (tasowoe predlezanie)
Stellung des Fetus	положение плода (polozenie ploda)
Sternum, Brustbein	грудина (grudina)
Stillen	грудное вскармливание (grudnoe wskarmliwanie)
Stirnlage	лобное предлежание (lobnoe predlezanie)
Stuhlgang	дефекация, иметь стул (imet stul)

T

Temperaturkontrolle	измерение температуры (ismerenie temperaturi)
Terminüberschreitung	переношенная беременность (perenoschenaja beremenost)
Tiefe Beinvenenthrombose	тромбоз глубоких вен (trombos glubokich wen)
Tiefertreten des Köpfchens	вхождение головки в малый таз (wchozdenie golowki w malij tas)
Tokolyse	подавление родовой деятельности (podawlenie rodowoj dejatelnosti)
Toxoplasmose	токсоплазмоз (toksoplasmos)
Tuberkulose	туберкулез (tuberkuljos)

U

Übelkeit	тошнота (toschnota)
Übergewicht	избыточный вес (isbitotschnij wes)
Übertragung	переношенная беременность (perenoschenaja beremenost)

Russisch

Überwachung	наблюдение (nablüdenie)
Überwachung der Herztöne	наблюдение за сердечными тонами (nablüdenie sa serdetschnimi tonami)
Ultraschallkopf	ультразвуковой датчик (ultraswukowoj datschik)
Unreifer Muttermund	незрелая шейка матки (nesrelaja scheika matki)
Untersuchungsergebnisse	результаты исследований (resultati isledowanij)
Unterwäsche	нижнее белье (nischnee beljo)
Urethra, Harnröhre	мочеиспускательный канал (moscheispuskatelnij kanal)
Urin	моча (motscha)
Uterus	матка (matka)
Uteruskontraktionen	сокращения матки (sokraschenia matki)
Uterusruptur	разрыв матки (rasriw matki)

V

Vagina	влагалище (wlagalitsche)
Vaginale Blutung	влагалищное кровотечение (krowotetschenie)
Vaginale Untersuchung	влагалищное обследование (wlagalitschnoe obsledowanie)
Vakuumextraktion	вакуум-экстракция плода (wakuum-ekstraktia ploda)
Varikosis	расширение вен (rasschirenie wen)
Varizellen	ветрянка (wetrjanka)
Verdauung	пищеварение (pischewarenie)
Verdauungsstörung	расстройство пищеварения (rastrojstwo pischewarenija)
Vorbereitung zur Geburt	подготовка к родам (podgo towka k rodam)
Vorlage	прокладки (prokladki)
Vorliegen der Nabelschnur	предлежание пуповины (predlezanie pupowini)
Vorsorge	профилактическое наблюдение (profilaktitsche-skoe nablüdenie)

Vorzeitige Plazentalösung	преждевременное отслоение плаценты (prezdewremenoe otsloenie plazenti)
Vorzeitiger Blasensprung	преждевременное отхождение вод (prezdewremenoe otchozdenie wod)
Vulva	промежность (promeznost)

W

Waage	весы (wesü)
Wärmflasche	грелка (grelka)
Wasser lassen (pinkeln)	мочиться (motschitsja)
Wehen	схватки (schwatki)
Wehenbeginn	начало схваток (natschalo schwatok)
Wehenfrequenz	частота схваток (tschastota schwatok)
Wehenhemmung	подавление родовой деятельности (podawlenie rodowoj dejatelnosti)
Wehenschwäche	слабость родовой деятельности (slabost rodowoj dejatelnosti)
Wehentropf	капельница для стимуляция схваток (kapelniza dlja stimulatii schwatok)
Weicher Muttermund	мягкая шейка матки (mjachkaja schejka matki)
Wendung	акушерский поворот (akuscherskij poworot)
Wochenbettdepression	послеродовая депрессия (poslerodowaja depresija)
wunde Brustwarzen	трещины сосков (treschini soskow)
Wundheilung	заживление раны (saschiwlenie rani)

Z

Zervix	шейка матки (schejka matki)
Zervixinsuffizienz	несостоятельность шейки матки (nesostojatelnost schejki matki)

Russisch

Zufüttern	докармливание ребенка (dokarmliwanie rebenka)
Zwillingsschwangerschaft	двойня (dwojnja)
Zytomegalie	цитомегалия (zitomegalija)

Die Aussprache der russischen Begriffe ist in Klammern angegeben.

Geburtshilfliche Fachbegriffe Russisch – Deutsch

А

акупунктура	Akupunktur
акушер-гинеколог	Geburtshelfer
акушерка	Hebamme
акушерский поворот	Wendung
акушерство	Geburtshilfe
анализ крови плода	Fetalblutanalyse
анализ крови сделать	Blut abnehmen
анамнез, опрос пациента	Anamnese
анемия железодефицитная	Eisenmangelanämie
аномалия плода	Fehlbildung
аномалия плода вследствие краснухи	Rötelnembryopathie
атония матки	atonischer Uterus
аускультация, выслушивание	Auskultation (Abhören)
ацидоз	Azidose

Б

белок в моче	Proteinurie
беременность	Schwangerschaft
- внематочная	- Extrauteringravidität
- многоплодная	- Mehrlingsschwangerschaft
- осложненная	- Risikoschwangerschaft
- переношенная	- Terminüberschreitung, Übertragung
- ранняя	- Frühschwangerschaft
беременности срок	Schwangerschaftsalter
- неделя	- Schwangerschaftswoche
билирубина повышение в крови	Hyperbilirubinämie
болеутоляющее	Analgetika
боли	Schmerzen
боли в спине	Rückenschmerzen
боль в области почек	Nierenschmerzen
бритье	Rasieren
бюстгальтер	BH (Büstenhalter)

Russisch

В

вакуум-экстракция плода	Vakuumextraktion
вес избыточный	Übergewicht
весы	Waage
ветрянка	Varizellen
влагалище	Vagina
влагалища разрыв	Scheidenriss
влагалищное кровотечение	Vaginale Blutung
влагалищное обследование	Vaginale Untersuchung
влагалищные выделения	Ausfluss haben
внутривенное лечение	intravenöse Medikation
внутриматочная спираль	Spirale, Intrauterinpessar
внутримышечная инъекция	intramuskuläre Injektion
внутричерепное кровоизлияние	intrakranielle Blutung
вод отхождение	Blasensprung
воды плодные зеленые	Grünfärbung des Fruchtwassers
врач домашний	Hausarzt
вульва	Vulva
вхождение головки в малый таз	Tiefertreten des Köpfchens
выделения мажущие	Schmierblutung
выкидыш	Abort
выписка из больницы	nach Hause entlassen
выскабливание	Kürettage

Г

герпес	Herpes simplex
гимнастика для беременных	Schwangerengymnastik
гинеколог, женский врач	Gynäkologe, Frauenarzt
гипертония беременных	schwangerschaftsinduzierte Hypertonie
головная боль	Kopfschmerzen
гомеопатия	Homöopathie
гонорея	Gonorrhoe
гормоны	Hormone
грелка	Wärmflasche
грудина	Sternum, Brustbein
грудное вскармливание	Stillen
грудного вскармливания прекращение	Abstillen, abstillen
грудь	Brust
грудью уход за	Brustpflege

Russisch

Д

давление измерить	Blutdruck messen
дата родов предположительная	errechneter Entbindungstermin
двойня	Zwillingsschwangerschaft
дефекация, иметь стул	Stuhlgang
диабет беременных	Gestationsdiabetes
диабет сахарный	Diabetes mellitus
докармливание ребенка	Zufüttern
дыхание	Atmen, Atmung
дыхание во время родов	Atmen unter der Geburt
дыхание животом	Bauchatmung

Ж

желтуха	Gelbsucht, Ikterus
живот	Abdomen, Bauch
живот острый	akutes Abdomen

З

заживление раны	Wundheilung
замедленное развитие плода	intrauterine Mangelentwicklung
запор	Obstipation
затруднения при выведении плечевого пояса	Schulterdystokie
зашивать (разрыв)	Nähen

И

изжога	Sodbrennen
иммунная система	Immunsystem
инфекция	Infektion
искусственное вскармливание	Flaschenernährung

К

капельница	Infusion, Tropf
капельница для стимуляция схваток	Wehentropf
кардиотокограф	CTG-Gerät
кесарево сечение	Schnittentbindung, Sectio caesarea
кислорода недостаток	Sauerstoffmangel, Asphyxie, Hypoxie

кислотно-щелочной показатель	pH-Wert
клетки стволовые	Stammzelle
клизма	Einlauf
кожа	Haut
краснуха	Röteln
кровообращение плода	fetaler Blutkreislauf
кровопотеря предполагаемая	geschätzter Blutverlust
кровотечение носовое	Nasenbluten

Л

легкие	Lunge
легких зрелость (развитие)	Lungenreife
листериоз	Listeriose
лихорадка в послеродовом периоде	Puerperalfieber

М

маловодие	Oligohydramnion
малого таза выход из	Beckenausgang
малокровие	Anämie
малый таз	Becken
малый таз вход в	Beckeneingang
мастит	Brustentzündung, Mastitis
матка	Uterus, Gebärmutter
матки высота стояния	Fundushöhe des Uterus
матки инволюция (уменьшение размеров)	Rückbildung des Uterus
матки разрыв	Uterusruptur
матки сокращения	Uteruskontraktionen
медсестра	Krankenschwester
многоводие	Hydramnion
моча	Urin
мочевой пузырь	Harnblase
мочеиспускательный канал	Urethra, Harnröhre
мочиться	Wasserlassen

Н

наблюдение	Überwachung
наблюдение беременности	Schwangerenvorsorge
наблюдение за сердечными тонами	Überwachung der Herztöne

наблюдение постоянное	Dauerüberwachung
надежный (без риска)	risikolos
несовместимость группы крови	Blutgruppenunverträglichkeit
несоответствие	Missverhältnis
нижнее белье	Unterwäsche

О

обезболивание	Schmerzbekämpfung
обезболивание местное	Lokalanästesie
обследование наружное	äußere Untersuchung
обследование при поступлении в больницу	Aufnahmeuntersuchung
одышка	Atemnot
осложнения	Komplikationen
отеки	Oedeme

П

пальпировать, обследовать	Abtasten, abtasten
первородящая	Primigravida, Erstgravida
период изгнания плода	Austreibungsperiode
период послеродовый	Nachgeburtsperiode
период раскрытия	Eröffnungsperiode
печень	Leber
питание	Ernährung
пищеварение	Verdauung
пищеварения расстройство	Verdauungsstörung
плановое кесарево сечение	primäre Sectio caesarea
плацента, послед	Plazenta
плаценты недостаточность	Plazentainsuffizienz
плаценты предлежание	Placenta praevia
плаценты преждевременное отслоение	vorzeitige Plazentalösung
плод крупный	Makrosomie, hypertrophes Geburtsgewicht
плод маленький	hypotrophes Geburtsgewicht
плодного пузыря вскрытие	Amniotomie
плодные воды	Fruchtwasser
плодные оболочки	Eihäute
плодных вод исследование	Amniozentese
подготовка к родам	Vorbereitung zur Geburt
половой губы разрыв	Labienriss

Russisch

положение плода	Stellung des Fetus
положение плода неправильное	regelwidrige Lagen
положение плода поперечное	Querlage
понос	Diarrhoe, Durchfall
последняя менструация	letzte Periode
послеродовая депрессия	Wochenbettdepression
послеродовое отделение	Entbindungsstation
послеродовые выделения	Lochien, Wochenfluss
потуги	Pressdrang
почечная недостаточность острая	akutes Nierenversagen
почки	Nieren
предлежание головное	Schädellage
предлежание лицевое	Gesichtslage
предлежание лобное	Stirnlage
предлежание тазовое	Steißlage
преждевременное отхождение вод	vorzeitiger Blasensprung
прививка	Impfung
приемы Леопольда	Leopoldsche Handgriffe
прокладки	Vorlage
промежности мускулатура	Dammmuskulatur
промежности разрез	Dammschnitt, Episiotomie
промежности разрыв	Dammriss: I°, II°,III°,IV°
промежности шов	Dammnaht
противопоказания	Kontraindikationen
профилактика	Prophylaxe
профилактическое наблюдение	Vorsorge
пузырь плодный	Fruchtblase
пуповина	Nabelschnur
пуповины перерезание	Abnabelung, abnabeln
пуповины выпадение	Nabelschnurvorfall
пуповины предлежание	Vorliegen der Nabelschnur

Р

расслабиться	entspannen
расширение вен	Varikosis
рвота	Erbrechen
реанимация новорожденного	Reanimation des Neugeborenen
реанимировать	reanimieren

результаты исследований	Untersuchungsergebnisse
рефлекс сосательный	Saugreflex
родившийся живым	Lebendgeborenes
родильный зал	Kreißsaal
родничок	Fontanellen
родов начало	Geburtsbeginn
родов прекращение развития	Geburtsstillstand
родов развитие	Geburtsfortschritt
родовая деятельность	Wehentätigkeit
родовой деятельности возбуждение	Geburtseinleitung
родовой деятельности подавление	Wehenhemmung, Tokolyse
родовой деятельности слабость	Wehenschwäche
родовой канал	Geburtskanal
родовые повреждения	Geburtsverletzungen
родоразрешить	entbinden
роды	Geburt, Entbindung
роды затянувшиеся	rotrahierte Geburt
роды нормальные	Spontangeburt
роды преждевременные	Frühgeburt
рожать	gebären

С

самостоятельное обследование груди	Selbstuntersuchung der Brust
свертываемости крови нарушение	Gerinnungsstörungen
сердечные тоны плода	kindliche Herzschläge
сердечных тонов плода средняя частота	Basalfrequenz der kindlichen Herztöne
сердца болезнь	Herzkrankheit
сифилис	Lues
слабость, обморочное состояние	schwach, ohnmächtig werden
слизистая оболочка	Schleimhaut
слизь	Schleim
смерть ребенка внезапная	plötzlicher Kindstod
сокращения (матки)	Kontraktionen
сосков трещины	wunde Brustwarzen
состояние неотложное	Notfall

состояния плода характеристика	Beurteilung des fetalen Zustandes
спина	Rücken
стул регулярный	regelmäßig Stuhlgang haben
судорога в ноге	Krampf im Bein
судороги	Krämpfe
схватки	Wehen
схватки послеродовые	Nachwehen
схваток начало	Wehenbeginn
схваток частота	Wehenfrequenz

Т

таз малый	kleines Becken
таз узкий	enges Becken
таза полость	Beckenhöhle
тазовое дно	Beckenboden
тазовое предлежание	Beckenendlage
температуры измерение	Temperaturkontrolle
терапия запахами	Aromatherapie
техника дыхания и расслабления	Entspannungs Atmungstechniken
ткань	Gewebe
токсоплазмоз	Toxoplasmose
тошнота	Übelkeit
тромбоз глубоких вен	Tiefe Beinvenenthrombose
тромбоз тазовых вен	Beckenvenenthrombose
туберкулез	Tuberkulose
тужиться	pressen

У

ультразвуковой датчик	Ultraschallkopf
уход за пупком	Nabelpflege

Ц

цитомегалия	Zytomegalie

Ш

швы черепа	Schädelnähte
шейка матки	Zervix, Muttermund
шейка матки мягкая	weicher Muttermund
шейка матки незрелая	unreifer Muttermund

шейки матки несостоятельность	Zervixinsuffizienz
шейки матки раскрытие	Muttermundserweiterung
шейки матки состояние	Konsistenz des Muttermundes
шкала Аргара	Apgar-Wert
шов	Naht
шприц	Spritze
шрам	Narben
щипцы акушерские	Forceps, Zangenentbindung

Э

эклампсия	Eklampsie
эмболия легочной артерии	Lungenembolie
эпизиотомия	Episiotomie, Dammschnitt

Я

ягодица	Po

Beispiel einer geburtshilflichen Anamnese
Пример гинекологического анамнеза

Allgemeine Angaben

Vor- und Zuname	имя,фамилия (imja, familija)
Adresse	адрес (adres)
Geburtsdatum und -ort	дата и место рождения (data i mesto rozdenia)
Staatsangehörigkeit	гражданство (grazdanstwo)
Familienstand	семейное положение (semejnoe polozenie)
- Ledig	- незамужем (nesamuzem)
- Verheiratet	- замужем (samuzem)
- Geschieden	- разведена (raswedena)
- Verwitwet	- вдова (wdowa)
Ausgeübte Tätigkeit	род занятий (rod sanjatij)
Krankenkasse	больничная касса (bolnitschnaja kasa)
Blutgruppe	группа крови (grupa krowi)
Rh-Faktor	резус (resus)
Antikörper	антитела (antitela)
Allergien	аллергия (alergija)
Alter	возраст (wosrast)
Gravida	какая беременность по счету (kakaja beremenost po stschetu)
Para	какие роды по счету (rodi po stschetu)
Gewicht	вес (wes)
Größe	рост (rost)
Kontrazeptiva	метод предохранения (metod predochranenija)
Menstruationszyklus	менструационный цикл (menstruationij zikl)
Letzte Periode	последняя менструация (poslednjaja menstruazija)

Errechneter Entbindungstermin	предположительная дата родов (predpolozitelnaja data rodow)

Geburtshilfliche Anamnese

Zahl der vorangegangenen Geburten	количество предшествую щих родов (kolitschestwo predschestwuüt schich rodow)
- Jahr	- год (god)
- männlich/weiblich	- пол ребенка (pol rebenka)
- Länge	- длина тела ребенка (dlina tela rebenka)
- Gewicht	- вес ребенка (wes rebenka)
Entbindungsart:	Вид родов: (wid rodow
- spontan	- нормальные (normalnie)
- Vakuum	- вакуум-экстракция (wakuum)
- Forceps	- акушерские щипцы (akuscherskie schipzi)
- Sectio	- кесарево сечение (kesarewo)
Kindslage	положение ребенка (polozenie rebenka)
- Schädellage	- головное предлежание (golownoe predlezanie)
- Steißlage	- тазовое предлежание (tasowoe predlezanie)
Plazenta	плацента (plazenta)
Wochenbett	послеродовый период (poslerodowij period)
Frühgeburt	преждевременные роды (prezdewremenie rodi)
Mangelgeburt	выкидыш (wikidisch)
Schwangerschaftsinduzierte Hypertonie	гипертония беременных (gipertonija)
Sonstige Komplikationen	другие осложнения (drugie osloznenija)
Abort	выкидыш (wikidisch)
Abruptio	искусственное прерывание беременности (iskustwenoe preriwanie beremenosti)

Russisch

Jetzige Schwangerschaftsanamnese

Terminüberschreitung	переношенная беременность (perenoschenaja beremenost)
Hyperemesis	рвота беременных (rwota beremenich)
Oedeme	отеки (oteki)
Hypertonie	гипертония (gipertonija)
Proteinurie	белок в моче (belok w motsche)
Blutungen in Frühschwangerschaft	кровотечения на ранних сроках (krowotetschenie na ranich srokach)
Placenta praevia	предлежание плаценты (predlezanie plazenti)
Vorzeitige Plazentalösung	преждевременное отслоение плаценты (prezdewremenoe otsloenie plazenti)
Gewohnheiten	Вредные привычки: (wrednie priwitschki)
- Rauchen	- курение (kurenie)
- Alkohol	- алкоголь (alkogol)
- Medikamente	- медикаменты (medikamenti)
- Drogen	- наркотики (narkotiki)

Allgemeine Anamnese

Harnwegsinfektion	инфекция мочевыводящих путей (infekzija motschewi wodjaschich putej)
Tiefe Venenthrombose	тромбоз глубоких вен (trombos glubokich wen)
Diabetes mellitus	сахарный диабет (sacharnij diabet)
Lungenembolie	эмболия легочной артерии (embolija)
Asthma	астма (astma)
Herzkrankheit	заболевания сердца (sabolewanija serdza)
Epilepsie	эпилепсия (epilepsija)

Psychische Störungen	психические расстройства (psichitscheskie rastrojstwa)
Nierenkrankheit	болезни почек (bolesni potschek)
Schwere Verletzungen	тяжелые травмы (trawmi)
Schwere chronische Krankheit	тяжелые хронические заболевания (chronitscheskie sabolewanija)
Operationen	операции (operazii)
Kinderkrankheiten (Polio)	тяжелые детские заболевания (полиомиелит) (detskie sabolewanija)

Familienanamnese

Mehrlingsschwangerschaft	многоплодная беременность (mnogoplodnaja beremenost)
Diabetes mellitus	сахарный диабет (sacharnij diabet)
Tuberkulose	туберкулез (tuberkuljos)
Krebsраковые заболевания (rak)	
Nerven- oder Gemütsleiden	психические заболевания (psichitscheskie sabolewanija)
Angeborene Fehlbildungen	врожденные пороки (wrozdenie poroki)
Epilepsie	эпилепсия (epilepsija)

Russisch

Typische Fragen und Anweisungen

Wie geht es Ihnen?	Как Вы себя чувствуете? (kak wi sebja tschuwstwuete?)
Weshalb kommen Sie zu uns?	Что Вас привело к нам? (tschto was privelo k nam?)
Wo haben Sic Schmerzen?	Что у Вас болит? (tschto u was bolit?)
Wie lange haben Sie Ihre Beschwerden?	Когда начались боли? (kogda natschalis boli?)
Legen Sie sich bitte hier hin.	Ложитесь сюда. (lozites süda)
Ziehen Sie bitte Ihre Hose und Unterhose aus.	Разденьтесь,пожалуйста. (rasdentes, pozalujsta)
Ich werde Sie jetzt vaginal untersuchen.	Я проведу влагалищное обследование. (ja prowedu wlagalischnoe obsledowanie)
Ist Fruchtwasser abgegangen?	У Вас отошли воды? (u was otoschli wodi?)
Wann haben Sie Ihren nächsten Termin beim Frauenarzt?	Когда у Вас назначен прием у гинеколога? (kogda u was nasnatschen priem u ginekolo-ga?)
Wurden Sie schon einmal operiert?	Вас оперировали? (was operi rowali?)
Gab es dabei Probleme?	Были ли какие-либо проблемы во время операции? (bili li problemi wo wremja operazii?)
Sind bei Ihnen irgendwelche Erkrankungen bekannt?	У Вас есть какие-либо заболевания? (u was est kakie libo sabolewa-nija?)
Wo sind Sie geboren?	Где Вы родились? (gde wi rodilis?)
Sind Sie verheiratet?	Вы замужем? (wi samuschem?)
Waren Sie während der Schwangerschaft berufstätig?	Вы работали во время беременности? (wi rabotali wo wremja beremenosti?)
Welchen Beruf üben Sie aus?	Кем Вы работаете? (kem wi rabotaete?)

Hatten Sie bereits eine/einen:	У Вас был: (u was bil:
- Totgeburt	- мертворожденный ребенок (mertworozdenij rebenok?)
- Abort	- выкидыш (wikidüsch)
- Abruptio	- прерывание беременности (preriwanie beremenosti?)
- Extrauterine Schwangerschaft?	- внематочная беременность? (wnematotschnaja beremenost?)
Rauchen Sie? - Wieviele Zigaretten pro Tag?	Вы курите? (wi kurite?) Сколько сигарет в день? (Skolko sigaret w den?)
Trinken Sie regelmäßig Alkohol?	Вы пьете регулярно алкоголь? (wi pjete regularno alkogol?)
Waren Sie während der Schwangerschaft stationär im Krankenhaus?	Вы лежали во время беременности в больнице? (wi lezali wo wrema beremenosti w bolnize?)

Die deutsche Übersetzung der Elterninformationen finden Sie im Anhang, S. 223 ff.

Russisch

Elterninfo 1: Schwangerenvorsorge

1. Наблюдение за беременностью

Каждая женщина, ожидающая ребенка, имеет право на регулярные медицинские консультации, которые проводятся по её желанию гинекологом или акушеркой и оплачиваются больничной кассой. Расходы на медицинское обслуживание беременных без медицинской страховки берет на себя социальное ведомство.

Что включают в себя медицинские консультации?

В течение всей беременности проводится наблюдение за Вашим здоровьем и за развитием Вашего ребенка.

Во время каждой консультации измеряется Ваше давление, делается анализ крови и мочи. За ростом, развитием и положением плода врач наблюдает при помощи ультразвука, акушерка делает для этого наружное обследование живота.

В начале беременности Вы получаете т.н. паспорт матери (Mutterpass), куда записываются все результаты обследований, и который Вы должны всегда иметь при себе.

Вы получаете информацию, касающуюся беременности, родов и послеродового периода. Все интересующие Вас вопросы Вы можете задавать не боясь их разглашения третьему лицу. Врач и акушерка обязаны хранить молчание и не имеют права передавать ни содержание ваших разговоров, ни результаты обследований.

Elterninfo 2: Beratung in der Schwangerschaft

2. Консультация по социальным вопросам

Бывают случаи, когда беременность оказывается неожиданностью или, вдруг, по разным причинам, становится проблемой, которую Вы не можете решить в одиночку. Некоторым достаточно обсудить ситуацию с родными или друзьями, другим проще говорить с посторонним человеком.

Вы можете обратиться к Вашему врачу или акушерке. Кроме этого, в Германии существует целый ряд учреждений, в которых не только можно получить совет, но и узнать, где и на какую финансовую помощь Вы можете рассчитывать во время беременности и после рождения ребенка.

Ни врачи, ни акушерки, ни социальные работники в консультациях не имеют права разглашать содержание Ваших бесед. Вы можете также получить социальную консультацию анонимно, т.е. не называя своего имени. При наличии языковых проблем для Вас попытаются найти переводчика или Вы можете привести с собой человека, которому доверяете.

Краткий список организаций, проводящих социальные консультации:

- profamilia
- Beratungsstellen der Arbeiterwohlfahrt (AWO)
- Beratungsstellen des Deutschen Paritätischen Wohlfahrtsverbandes
- Beratungsstellen des deutschen Roten Kreuzes (DRK)
- Beratungsstellen des Diakonischen Werkes

Телефоны и адреса Вы сможете найти в телефонной книге.

Elterninfo 3: Wo soll mein Kind zur Welt kommen?

3. Где рожать?

Большинство женщин в Германии рожают в клинике в родильном отделении. Для женщин с беспроблемной беременностью существует также возможность рожать под присмотром акушерки в акушерском доме или даже у себя дома.

Расходы на роды в клинике полностью берет на себя больничная касса, роды в акушерском доме Вы должны частично оплатить сами.

В клинике роды проходят под наблюдением врача и акушерки. Сердечные тоны и состояние ребенка контролируется специальными приборами. Для обезболивания существует целый ряд средств вплоть до эпидуральной анестезии, которые могут быть применены по Вашему желанию. За несколько недель до родов рекомендуется записаться в клинику, в которой Вы хотите рожать. Не беда, однако, если Вы не успели это сделать, в родах Вас обязана принять любая больница.

В акушерском доме, так же, как и при **родах на дому** Вы находитесь только под наблюдением акушерки, которая поддерживает Вас во время схваток и следит за Вашим самочувствием и состоянием Вашего ребенка. При возникновении каких-либо проблем акушерка направляет Вас в клинику.
Если Вы предпочитаете домашние роды, Вы должны еще на ранних сроках беременности договориться об этом с выбранной Вами акушеркой.

Списки акушерок можно найти в отделе здравоохранения (Gesundheitsamt) Вашего города, в консультациях по социальным вопросам (pro familia), в интернете или запросить в обществе акушерок (Hebammenverband).

Elterninfo 4: Vorgeburtliche Diagnostik

4. Дородовая диагностика

Всех родителей волнует вопрос, родится ли ребенок здоровым. Врожденные пороки встречаются довольно редко. Часть этих пороков можно диагностицировать еще внутриутробно. Некоторые из них удается успешно лечить, в других случаях изменения необратимы и выходом является прерывание беременности.

Существуют несколько видов внутриутробной диагностики: биохимическое исследование специальных маркеров в крови матери, ультразвуковое обследование плода и пункция плодных вод. Их надежность не одинакова, иногда исследования дополняют друг друга. Генетические отклонения, например, синдром Дауна, можно заподозрить при ультразвуковом обследовании только, если он сопровождается органическими изменениями (порок сердца и т.д.). Однако, окончательный результат может дать только исследование плодных вод (амниоцентез).

Больничная касса оплачивает предусмотренные законом о защите материнства ультразвуковые обследования, а также, при наличии медицинских показаний, пункцию плодных вод и специальное ультразвуковое обследование для исключения врожденных пороков.

Прежде чем Вы согласитесь на проведение дородовой диагностики, узнайте, насколько надежен предложеный Вам метод, а также подумайте, хотите ли Вы знать результаты обследований; что Вы сделаете, если у ребенка будут найдены серьезные нарушения; сможете ли Вы решиться на прерывание беременности.

Elterninfo 5: Rauchen in der Schwangerschaft

5. Курение во время беременности

О том, что курение вредно как для беременных, так и для их детей, известно всем. Приблизительно для трети всех курящих женщин беременность является хорошей возможностью бросить курить. Женщинам, которым по разным причинам трудно это сделать, перечислим некоторые преимущества **отказа от курения**.

Преимущества во время беременности:
- уменьшение риска выкидыша, преждевременных родов, а также внутриутробной смерти плода
- повышение шансов на нормальный вес ребенка

Преимущества для ребенка:
- уменьшение риска внезапной смерти ребенка
- снижение заболеваемости бронхитом и другими инфекциями дыхательных путей
- уменьшение частоты хронических инфекций среднего уха
- падение риска приобретения астмы и аллергии

Преимущества для женшины:
- увеличение шансов на беспроблемную беременность
- улучшение общего состояния
- уменьшение риска рака легких, заболеваний сердца, инсультов

Бросить курить не всегда легко. Прежние неудавшиеся попытки не должны Вас останавливать. Несколько советов, как подготовить себя к этому шагу.

- Объявить своему окружению, что вы бросаете курить. Попытаться найти кого-то, у кого такая же цель.
- 5-10 глубоких вдохов и выдохов помогут уменьшить остро возникшее желание закурить
- заменить курение другими занятиями или увлечениями
- старайтесь избегать ситуации, в которых у Вас возникает желание закурить

Очень важно оградить ребенка от табачного дыма, проветривать помещение, не курить в присутствии ребенка.

Elterninfo 6: Alkohol in der Schwangerschaft

6. Алкоголь и беременность

Большинству беременных женщин несложно отказаться от алкогольных напитков, но для некоторых это очень проблематично.

Доказано, что регулярное употребление больших доз алкоголя во время беременности вредит плоду, сказываясь на его развитии. Неизвестно однако, насколько редким и малым должно быть употребление алкоголя, которое бы не оказывало влияния на плод.

Количество алкоголя измеряется в единицах. Одна единица (8г алкоголя) содержится в следующих напитках:

- 1 маленькая кружка пива (0,3 л)
- 1 маленький стакан вина
- 1 маленькая рюмка водки

Употребляя алкоголь нужно учитывать, что:

- Размеры рюмок и стаканов дома обычно больше, чем в ресторане. Каждый выпитый стакан нужно принимать за 2-3 единицы алкоголя.
- Алкогольные напитки отличаются по содержанию алкоголя. Чем оно выше, тем больше единиц содержится в напитке при одинаковом объеме.
- Чем меньше вес женщины, тем сильнее действие единицы алкоголя на плод. Это не значит, однако, что крупные женщины могут пить больше алкоголя, чем худые женщины.

Со всеми вопросами на эту тему вы можете обратиться к Вашему врачу или акушерке. Для людей, регулярно употребляющих алкоголь существуют также специальные центры по борьбе с алкогольной зависимостью.

Elterninfo 7: Stillen oder Flaschennahrung?

7. Грудное вскармливание или искусственное питание?

Доказано, что грудное молоко намного полезнее искусственных смесей. Рекомендуется до 6 месячного возраста кормить детей только грудью, а затем постепенно вводить прикорм.
Принятие решения о виде вскармливания зависит от многих факторов.

Преимущества грудного вскармливания:
- Грудное вскармливание снижает риск аллергии у детей.
- Материнское молоко имеет защитное действие от многих инфекций, опасных для ребенка.
- Грудное вскармливание понижает риск возникновения рака молочной железы и рака яичника.
- Кормление грудью ускоряет уменьшение размеров матки, а также нормализацию веса женщины после беременности и родов.
- Грудное вскармливание очень удобно, т.к. молоко доступно в любое время и в любом месте.

Недостатки грудного вскармливания:
- Некоторые болезни (ВИЧ, гепатит), а также некоторые лекарства передаются через молоко ребенку.

Многие женщины хотят кормить своих детей грудью, но сомневаются, получится ли это у них, хватит ли у них молока. На самом деле только у 2% всех женщин вырабатывается недостаточно молока, успех же остальных 98% зависит от совокупности многих факторов. Сложности бывают связаны с социальным окружением, весом и потребностями ребенка. И хотя способность грудного вскармливания заложена в нас природой, иногда нам необходима посторонняя помощь, чтобы наладить этот процесс.

Преимущества искусственного питания:
- Ребенка может кормить не только мать.
- Некоторые дети дольше спят между кормлениями.

Недостатки искусственного питания:
- Искусственно вскармливаемые дети чаще болеют (инфекции), а также страдают аллергией.
- Смеси нужно покупать, они недешевы, их необходимо каждый раз готовить, а все приспособления для этого мыть и стерилизовать. Кроме того, при приготовлении можно ошибиться в пропорции.
- Искусственно вскармливаемые дети имеют избыточный вес чаще, чем дети на грудном вскармливании.

Даже если Ваш ребенок сразу после родов получил смесь, его можно перевести на грудное молоко. Нельзя забывать, что даже недолгий период грудного вскармливания приносит неоценимую пользу ребенку.

Elterninfo 8: Vorbeugende Maßnahmen beim Neugeborenen

8. Профилактические меры по защите новорожденных

Сразу после родов родителей спрашивают, согласны ли они с проведением у их ребенка двух профилактических манипуляций: закапыванием глаз нитратом серебра и назначением витамина К.

Витамин К

Профилактика заключается в трехразовом закапывании двух капель витамина К ребенку в рот непосредственно после родов, на 3-10 день и через 4-6 недель после родов. Побочные действия случаются крайне редко. Для эффективности профилактики очень важно ее трехразовое проведение.

Витамин К играет важную роль в процессе свертываемости крови. При его пониженном содержании могут возникнуть кровотечения. У здоровых младенцев такое встречается очень редко, но, возникнув, например, в слизистой оболочке кишечника или в головном мозге кровотечение может серьезно сказаться на здоровье ребенка. Профилактическое закапывание витамина К может предотвратить кровотечение.

Все дети рождаются с пониженным содержанием витамина К в крови, его они получают через материнское молоко. Особенно много вит. К содержится в молозиве, молоке, которое вырабатывается в первые дни после родов, а позднее в т.н. сытном молоке, которое появляется через несколько минут активного сосания. Поэтому важно прикладывать ребенка к груди сразу после родов, а в дальнейшем следить за тем, чтобы одна грудь высасывалась полностью и ребенок получал таким образом необходимый ему вит. К.

Почти все искусственные смеси производятся с добавлением витамина К. Содержание витамина К в материнском молоке зависит от питания женщины и от медикаментов, которые она принимает. Питание должно быть сбалансированым с достаточным количеством овощей. Некоторые медикаменты могут влиять на восприимчивость ребенка к витамину К.

Профилактика инфекционного поражения глаз у новорожденного

Возбудители определенных инфекций (хламидиоз, гонорея) могут попасть во время родов из влагалища в глаза ребенка и вызвать воспаление, которое без специального лечения заканчивается слепотой.
Раньше закапывание в глаза нитрата серебра проводилось в обязательном порядке для всех детей. При желании родителей эта профилактика проводится и сейчас, хотя специалисты спорят о ее пользе. Некоторые врачи советуют проводить ее, другие считают, что замеченое вовремя воспаление глаз легко лечится современными антибиотиками. Кроме этого, доказано, что нитрат серебра защищает от многих бактерий, но не действует на хламидий, самого частого возбудителя воспаления глаз.

Рекомендуется еще во время беременности посоветоваться с врачем или акушеркой относительно послеродовой профилактики.

Elterninfo 9: Betreuung nach der Geburt

9. Помощь после родов

Каждая родильница имеет право в течении 8 недель после родов на помощь акушерки.
Для кормящих матерей этот срок продлевается до прекращения грудного вскармливания.

Акушерка приходит к Вам домой, следит за нормальным протеканием послеродового периода, за состоянием Вашего ребенка. Она поможет Вам, при возникновении проблем с грудным или искусственным вскармливанием.
Посещения акушерки оплачиваются больничной кассой или социальным ведомством, если у женщины нет медицинской страховки.

Рекомендуется заранее найти акушерку, которая будет Вас посещать после родов.
Списки акушерок можно найти в отделе здравоохранения (Gesundheitsamt) Вашего города, в консультациях по социальным вопросам (pro familia), в интернете или запросить в обществе акушерок (Hebammenverband).

Elterninfo 10: Vorsorgeuntersuchungen beim Kind

10. Профилактические обследования ребенка

Каждый ребенок в Германии имеет право на регулярные профилактические обследования. Детский врач наблюдает за здоровьем и развитием малыша. Посещения врача оплачивает больничная касса или, если у детей нет медицинской страховки, социальное ведомство.

После родов Вы получите специальную желтую книжку, т.н. **Kinderuntersuchungsheft,** которую Вы должны приносить на каждое обследование и, в которую заносятся результаты осмотра Вашего ребенка.

Всего предусмотрено **9 профилактических осмотров (U1-U9).**

- **U1:** сразу после родов, проводится акушеркой или врачем
- **U2**: между 3 и 10 днем жизни
- **U3**: между 4 и 6 неделей жизни
- **U4**: между 3 и 4 месяцем
- **U5**: между 6 и 7 месяцем
- **U6**: между 10 и 12 месяцем
- **U7**: между 21 и 24 месяцем
- **U8**: между 43 и 48 месяцем
- **U9**: между 60 и 64 месяцем

Elterninfo 11: Plötzlicher Säuglingstod

11. Внезапная смерть младенца

Речь идет о неожиданной смерти внешне здорового ребенка в возрасте до 1 года, причина которой остается неизвестной.
Внезапная смерть младенца случается крайне редко, причины ее не выяснены, но с помощью простых приемов можно снизить ее риск.

Укладывайте спать Вашего ребенка только на спину, не бойтесь, что он может захлебнуться, если его вырвет. Во время бодрствования ребенок может и должен время от времени лежать на животе. Это укрепляет мышцы спины.

Ребенок должен спать на упругом матраце, в детском спальном мешке, подходящем ему по размеру. Откажитесь от подушек, пуховых перин и одеял, под которые ребенок может соскользнуть или натянуть себе на голову. Не рекомендуется также класть в кроватку много плюшевых игрушек.

Комнатная температура должна быть 16°-18°C. Чтобы проверить достаточно ли тепло одет ребенок потрогайте его затылок или спину между лопаток. Кожа должна быть теплой, но не потной. Нос и ручки могут быть прохладными.

Первые 6 месяцев спите с ребенком в одной комнате. Поставьте кроватку ребенка рядом со своей постелью.

Создайте для ребенка свободное от сигаретного дыма пространство. Риск внезапной смерти младенца увеличивается с каждой выкуренной Вами сигаретой.
Постарайтесь еще во время беременности бросить курить и избегать места, где курят. Следите, чтобы никто не курил

в присутствии ребенка. Объявите детскую комнату и спальню зоной, свободной от курения.

Кормите ребенка грудью. Материнское молоко защищает от инфекций, аллергии, а также снижает риск внезапной смерти младенца.

Если у Вас возникли дополнительные вопросы на эту тему, Вы можете обратиться к Вашему врачу или акушерке.

Elterninfo 12: Säuglingspflege

12. Уход за младенцем

Есть несколько простых вещей, на которые следует обратить внимание.

- Прежде чем пеленать, мыть или купать ребенка, вымойте руки с мылом. Обработка рук дезинфецирующим средством не нужна.

- В первые месяцы неплохо иметь нагревательное устройство над пеленальным столиком, чтобы ребенок не мерз во время переодевания.

- При смене подгузников достаточно протереть нижнюю часть туловища ребенка полотняной салфеткой, смоченной в теплой воде. В воду также можно добавить немного растительного масла. Салфетки нужно менять каждый день. Подмывать ребенка всегда нужно спереди назад.

- После мытья необходимо следить, чтобы попка была сухой, и только после этого надевать подгузник. Если у ребенка чистая кожа и нет раздражения, старайтесь не пользоваться кремами.

- Если у ребенка есть покраснения на попке или в паховой области, необходимо чаще менять подгузники, давать коже хорошо высохнуть после купания, а также оставлять ребенка на пару минут без пеленок. Посоветуйтесь со своей акушеркой, нужна ли в этом случае какая-нибудь мазь.

- Купать ребенка можно от одного до нескольких раз в неделю в теплой воде (температура около 37°). Полотенце для вытирания рекомендуется сначала нагреть.

- Попросите акушерку показать Вам как правильно держать ребенка при купании и на что следует обращать внимание. После купания можно смазать кожу малыша подходящим кремом.

- Пупок необходимо держать сухим и чистым. Обычно, если нет покраснения, достаточно промывания теплой кипяченой водой. Остаток пуповины отпадает между 3 и 10 днем, иногда это длится немного дольше.

Одежда

- В первые дни жизни рекомендуется дополнительно заворачивать ребенка в легкую простынку и надевать ему чепчик.
- Вы можете заметить, что ребенку очень жарко, если у него потный затылок, мокрые волосы. Кроме того, ребенок становится неспокойным, чаще кричит.

Сон ребенка

- Детскую кроватку рекомендуется ставить в спальне родителей. Ребенок должен спать на упругом матраце, без подушки. Вместо одеяла лучше всего подходит детский спальный мешок.
- Всегда укладывайте малыша спать на спину, следите , чтобы в спальне не курили.
- Температура в комнате должна быть 16°–18 °C. Если Вы привыкли спать при открытом окне, не оставляйте ребенка на сквозняке и надевайте ему чепчик.

Englisch

Katja Stahl

Geburtshilfliche Fachbegriffe Deutsch – Englisch

A

abdominelle Untersuchung, äußerer Befund (einschließlich Auskultation)	abdominal examination
Abnabeln, abnabeln	cord clamping, to clamp the (umbilical) cord
frühes Abnabeln	early clamping of the cord
Abnehmer, Schallkopf	transducer
Abort (vor der 24. SSW)	miscarriage
Abort, Abtreibung	abortion
Abortus completus	complete abortion
drohender Abort	threatened abortion
habitueller Abort	habitual abortion
verhaltener Abort	missed abortion
ABO-Unverträglichkeit	ABO incompatibility
Absaugen, Saugen	suction
die Atemwege frei machen, s. a. suction	to clear the airways
Absaugkatheter	suction catheter
Abstillen, Entwöhnung	weaning
Abstrich	smear, swab
einen Abstrich nehmen von	to take a swab of
Vaginalabstrich	vaginal smear, high vaginal swab (HVS)
Zervixabstrich	cervical smear
Abszess	abscess
einen Abszess entwickeln	to develop an abscess
Adipositas, Fettleibigkeit	obesity
Akupressur	acupressure
Akupunktur	acupuncture
Akzeleration	acceleration
Alkohol	alcohol
alkoholisches Getränk	alcoholic beverage
unbedenkliche untere Grenze für Alkoholkonsum	safe lower limit for alcohol intake
Alkoholkonsum	alcohol consumption/intake
alleinstehend	single

Allergie	allergy
Ambubeutel	resuscitation bag
Amenorhhoe	amenorrhoea
Amnioskop	amnioscope
Amnioskopie	amnioscopy
Amniotomie	amniotomy, artificial rupture of membranes (ARM)
Amniozentese	amniocentesis
Analgesie	analgesia
Epidural-/Periduralanästhesie (PDA)	epidural/extradural/peridural analgesia
Inhalationsanalgesie	inhalational analgesia
Nachspritzen der PDA	to administer a top up dose
Regionalanalgesie	regional analgesia
Spinalnerven blockieren / betäuben	to block the spinal nerves
Walking PDA	mobile/walking epidural
Analgetikum	analgesic
Analgetikum zur externen Anwendung	topical analgesic
systemisches Analgetikum	systemic analgesic
Anameseerhebung	history taking
Familienanamnese	family history
geburtshilfliche Anamnese	obstetric history
medizinische Anamnese	medical history
psychiatrische Anamnese/ Vorgeschichte	psychiatric history
Anämie	anaemia
Eisenmangelanämie	iron deficiency anemia
physiologische Anämie	physiological anaemia
Anästhesie	anaesthesia
Anästhesist	anaesthesist
Anästhetikum	anaesthetic
lokalanästhetisch wirksame Salbe	local anaesthetic cream
anatomische Klemme	Spencer Wells artery forceps
anatomische Pinzette	non-toothed/plain dissecting forceps
Anenzephalus	anencephalus
angeboren	congenital
angeborenes Hämangiom	raspberry/strawberry mark
angespannt	tense

Englisch

Angestellten-, Berufstätigkeit	employment
Angst	fear
Angststörung	anxiety disorder
Anorexie	anorexia
Anoxie	anoxia
Anspannung, Spannung	tension
Ansprüche geltend machen	to claim entitlements
Anstieg der Körpertemperatur über 37,8° C	pyrexia
Antazidum	antacid
Anteflexion	anteflexion
Antibiotikum, antibiotisch	antibiotic
Antidepressivum	antidepressant
Antidot	antidote
Antiemetikum	antiemetic
Antigen	antigen
Antihistaminikum	antihistamine
Antikoagulanz	anticoagulant
Antikonvulsivum	anticonvulsant
Antikörper	antibodies
Antiseptikum	antiseptic
Anurie	anuria
Apgar-Wert (s. a. Tab. 1, S. 189)	Apgar score
Apnoe	apnoea
Apotheke, s. a. Krankenhausapotheke	pharmacy
apothekenpflichtig	available only at a pharmacy
ApothekerIn	pharmacist
Arbeitgeber	employer
Arbeitsamt	job centre, employment agency
Arbeitslosengeld	unemployment benefit
Arbeitsplatz	workplace
Armvorfall	arm prolapse
Arnika	arnica
Aromatherapie	aromatherapy
ÄrztIn	doctor, physician
ärztliche Bescheinigung	medical certificate
aseptisch	aseptic
Asphyxie	asphyxia
Aspiration	aspiration
Aspirin	aspirine
niedrigdosiertes Aspirin	low-dose aspirin

AssistenzärztIn	medical assistant, senior house officer
Asthma	asthma
Asylbewerber	asylum seeker
Asynklitismus	asynclitism
hinterer Asynklitismus	posterior asynclitism
vorderer Asynklitismus	anterior asynclitism
Atemnotsyndrom (ANS)	respiratory distress syndrome (RDS)
Atemtechnik	breathing pattern
Atemwege, Respirationstrakt	respiratory system
atmen (tief/langsam ~)	to breathe (deeply/slowly)
Atmung	respiration
Atonie	atony
atonisch	atonic
Atresie	atresia
Aufenthaltsberechtigung	residence entitlement
Aufenthaltserlaubnis	residence permit
Aufenthaltsgenehmigung	permit for stay
Aufnahme ins Krankenhaus	hospital admission
(eitrige) Augenentzündung des Neugeborenen bis zum 21. LT (in GB meldepflichtig)	ophtalmia neonatorum
Ausatmung	expiration, exhalation
Ausfluss	discharge
eitriger Ausfluss	purulent discharge
juckender vaginaler Ausfluss	irritating vaginal discharge
muköser vaginaler Ausfluss	mucoid vaginal discharge
starker vaginaler Ausfluss	profuse vaginal discharge
übel riechender vaginaler Ausfluss	offensive vaginal discharge
vaginaler Ausfluss	vaginal discharge/loss
Wundexsudat, Wundflüssigkeit	discharge from a wound
Auskultation	auscultation
Ausschlag	rash
Austreibungsphase	second stage of labour
äußere Wendung	external/cephalic version
Ausstoßen	expulsion
Austauschtransfusion	exchange transfusion
Autoimmunerkrankung	autoimmune disease
Azidose	acidosis

B

Babyblues, Heultage	postpartum/baby blues
Badewanne	tub
bakteriologische Untersuchung	bacteriological examination
Bakteriurie	bacteriuria
asymptomatische Bakteriurie (ASB)	asymptomatic bacteriuria
Ballaststoffe, Faser	fibre
ballaststoffreich	high in fibre
ballaststoffreiche Ernährung	high fibre diet
Ballottement	ballottement
Bandl'sche Furche	Bandl's ring, retraction ring
Basalfrequenz	baseline (fetal heart) rate
Bauchhöhlenschwangerschaft	abdominal pregnancy
Bauchlage	prone position
Beatmung	ventilation
Beatmungsgerät	ventilator
Beatmungsmaske	face mask
Becherfütterung	cup feeding
Becken	pelvis
allgemein verengtes Becken	contracted pelvis
androides Becken	android pelvis
großes Becken	false pelvis
gynäkoides Becken	gynaecoid pelvis, normal female pelvis
kleines Becken	true pelvis
rachitisches Becken	rachitic pelvis
zum Becken gehörig	pelvic
Beckenausgang	pelvic outlet
den Beckenausgang vergrößern	to enlarge the pelvic outlet
Beckenboden	pelvic floor
Beckenboden kräftigen	to strengthen the pelvic floor
Spannen Sie Ihre Beckenbodenmuskulatur an.	Tighten your pelvic floor muscles.
Beckenbodenmuskulatur	pelvic floor muscles
Beckenbodenübungen	pelvic floor exercises (PFE)
Beckenebenen	pelvic planes
Beckeneingang	pelvic brim/inlet, brim of the pelvis
Beckeneingangsebene	pelvic inlet plane
Beckenende	breech
Beckenendlagengeburt	breech birth

Beckenenge	diagonal conjugate
Beckengürtel	pelvic girdle
Beckenhöhle	pelvic cavity, cavity of the pelvis
Beckenkamm	iliac crest
Begräbnis	burial
behandeln	to treat
Behandlung, Therapie	treatment
Behandlung der Wahl	first line treatment
Behinderung (körperliche)	disability
körperlich behindert sein	to be disabled
Behinderung (geistige)	mental handicap/retardation, learning difficulty/disability (ugs.)
Behörde	authority
Beinvenenthrombose (tiefe ~)	deep vein thrombosis
Benachteiligung	deprivation
Beratung	counselling
nicht-direktive Beratung	non-directive counselling
Beschneidung, Zirkumzision	circumcision
Bestatter	coroner
Betreuung, Zuwendung, Pflege	care
intrapartale Betreuung	intrapartum care
kontinuierliche Betreuung	continuity of care
kontinuierliche Betreuung durch dieselbe Betreuungsperson/dasselbe (kleine) Betreuungsteam	continuity of carer
vor-/nachgeburtliche Betreuung	ante-/postnatal care
Betreuung während Schwangerschaft, Geburt und Wochenbett (professionelle ~)	maternity care
Betreuungsperson	carer
Bettruhe	bed rest
Bewältigungsstrategie	coping strategy
bezahlte Abwesenheit von der Arbeit	paid leave
BH	brassiere, bra
Bilirubin	bilirubin
Bindegewebe	connective tissue
biologisches Geschlecht, Sex	sex
biparietaler Durchmesser	biparietal diameter

Englisch

Blasenentleerungsstörung	voiding difficulties
Blasenmole	hydatidiform mole, blighted ovum
Blasenschließmuskelschwäche, Detrusorschwäche	detrusor instability
Blasensprung	rupture of membranes
Amniotomie	amniotomy, artificial rupture of membranes (ARM)
spontaner Blasensprung	spontaneous rupture of membranes
Blut	blood
Kreuzblut abnehmen	to take blood for cross-matching
rote Blutkörperchen, s. a. Erythrocyt	red blood cells
weiße Blutkörperchen, s. a. Leukocyt	white blood cells
Blutbild	blood count
Blutdruck	blood pressure
arterieller Blutdruck	arterial (blood) pressure
den Blutdruck messen	to take a blood pressure reading/the blood pressure
diastolischer Blutdruck	diastolic (blood) pressure
systolischer Blutdruck	systolic (blood) pressure
Blutdrucksenker	antihypertensive
Blutgasanalyse	blood gas analysis
Blutgefäß	blood vessel
Blutgerinnung	blood clotting
Blutgruppe	blood group
Blutplättchen, s. a. Thrombozyt	(blood) platelets
Blutprobe	blood sample
Blutspender	blood donor
Bluttransfusion	blood transfusion
Blutung	bleeding, haemorrhage
Blutung in der Schwangerschaft	antepartum haemorrhage
intrakranielle Blutung	intracranial haemorrhage
massive uterine Blutung	“flooding”
starke Blutung	heavy bleeding
Subarachnoidalblutung	sub-arachnoid haemorrhage
vaginale Blutung	vaginal bleeding

verstärkte postpartale Blutung (> 500 ml) innerhalb der ersten 24h nach der Geburt	primary postpartum haemorrhage (PPH)
Blutungszeit	bleeding time
Blutzucker	blood sugar/glucose
Bradycardie	bradycardia
Braxton Hicks Kontraktionen	Braxton Hicks contractions
Brust	breast
(beim Anlegen) umliegendes Brustgewebe fassen	to take a large mouthful of breast tissue
an der Brust ansaugen/ „andocken“	to latch onto the breast
an der Brust saugen	to suck at the breast
das Kind (korrekt) an die Brust anlagen	to attach the baby (correctly) on the breast
die Brust loslassen (nach einer Stillmahlzeit)	to come off the breast
Brustschild	breast shield/shell
Brustwarze	nipple, mamilla, teat
schmerzende Brustwarzen	painful nipples
offene Brustwarze (aufgebrochene Haut)	cracked nipple
wunde Brustwarzen	sore nipples

C

Candidiasis	candidiasis
Cerclage	cerclage
chirurgische Pinzette	toothed dissecting forceps
Chorion	chorion
Chorionzotten	chorionic villi
Chorionzottenbiopsie	chorion villus sampling
Conjugata vera	true conjugate
Coombstest	Coomb’s test
Craniosacrale Therapie	craniosacral therapy
Credé-Handgriff	Credé’s expression
CTG-Gerät	fetal monitor
CTG-Streifen	trace (fetal heart rate ~)
Cytomegalie	cytomegalic inclusion disease

D

Damenbinde	maternity pad
Damm	perineum
zum Damm gehörig	perineal
Dammriss	perineal tear
Dammriss 1./2./3./4. Grades	first/second/third/fourth degree tear
Dammverletzung	perineal trauma/laceration
Defäkation	defecation
Deflexion	deflexion
Dehiszenz	dehiscence
Depression	depression
postpartale Depression	postnatal depression
sich deprimiert fühlen	to feel depressed
Dezeleration	deceleration
Dezidua	decidua
Diabetes mellitus	diabetes mellitus
diabetogen	diabetogenic
Diät	diet
Diagnose	diagnosis
Diaphragma (Kontrazeption)	diaphragm, Dutch cap
Diarrhoe, Durchfall	diarrhoea
Dienstleistungen rund um Schwangerschaft, Geburt und Wochenbett	maternity services
Differenzialblutbild	differential blood count
Differenzialdiagnose	differential diagnosis
Dilatation, i. e. S. Muttermundseröffnung	dilatation
Muttermundsweite von 8 cm	8 cm dilation
Diphtherie	diphteria
disseminierte intravasale Gerinnungsstörung	disseminated intravascular coagulation (DIC)
Diurese	diuresis
Diuretikum	diuretic
Dosierung, Dosis	dose
Douglasraum	Douglas pouch
Drillinge	triplets
Drillingsschwangerschaft	triplet pregnancy
druckempfindlich	tender
druckempfindlicher Uterus	uterine tenderness
Druckempfindlichkeit der Brust	breast tenderness

drücken, pressen	push
Drüse	gland
Durapunktion (unbeabsichtigte)	dural tap
Dusche	shower
duschen/baden	to take a shower/bath
Dysmenorrhoe	dysmenorrhoea
Dyspareunie	dyspareunia
Dyspnoe	dyspnoea
Dystokie	dystocia
Dysurie	dysurie

E

Eigenanamnese	personal history
Eihäute	membranes
Einatmung	inspiration
eingeschränktes fetales Wachstum	fetal growth restriction
Eingeweide	bowel, intestine
Einkommen	income
Einlage, Polster	pad
Einlauf	enema
Einschneiden des kindlichen Kopfes	crowning
Einstellung, kindliche ~	position (of the fetus), s. a. Tab. 3, S. 191
I. hi. HHL	left occipitoposterior position (LOP), s. a. Tab. 3, S. 191
I. v. HHL	left occipitoanterior position (LOA), s. a. Tab. 3, S. 191
II. hi. HHL	right occipitoposterior position (ROP), s. a. Tab. 3, S. 191
II. v. HHL	right occipitoanterior position (ROA), s. a. Tab. 3, S. 191
dorsoposteriore Einstellung (PN gerade)	direct occipitoposterior position (OP), s. a. Tab. 3, S. 191
dorsoanteriore Einstellung (PN gerade)	direct occipitoanterior position(OA), s. a. Tab. 3, S. 191
mentoanteriore Einstellung	mentoanterior position

Englisch

okzipitoanteriore Einstellung (PN gerade)	occipitoanterior position (OA), s. a. Tab. 3, S. 191
okzipitoposteriore Einstellung (PN gerade)	occipitoposterior position (OP), s. a. Tab. 3, S. 191
PN quer, kl. Fontanelle links, Rücken links	left occipitotransverse position (LOT), s. a. Tab. 3, S. 191
PN quer, kl. Fontanelle rechts, Rücken rechts	right occipitotransverse position (ROT), s. a. Tab. 3, S. 191
„Sternlesgucker“	“face-to-pubes” (position)
Eins-zu-eins-Betreuung	one-to-one midwifery
Eintritt des kindlichen Kopfes ins mütterliche Becken	engagement
Eisenspeicher	iron store
Eisensupplementierung, Eisengabe	iron supplemtation
Eispackung	ice pack
Eiter	pus
eitrig	purulent
Eklampsie	eclampsia
eklamptischer Anfall	eclamptic fit
ektopische Schwangerschaft	ectopic gestation
Ekzem	eczema
elektrische Milchpumpe/ Handpumpe	(electric/manual) breast pump
Elternzeit, Erziehungsurlaub	parental leave, maternity leave
Embolie	embolism
Empfängnisverhütung	birth control, contraception
Endometritis	endometritis
Endometrium	endometrium
Endotrachealtubus	endotracheal tube
entbinden	to deliver
Entbindung	delivery
vaginal-operative Entbindung	instrumental delivery
vaginale Entbindung	vaginal delivery
(errechneter) Entbindungstermin	estimated/expected date of delivery (EED)
Entlassung (aus dem Krankenhaus)	discharge (from hospital)
entspannen	to relax
Entspannung	relaxation

Entspannungsbad während der Geburt	immersion in water during labour
Entspannungstechnik	relaxation technique
Entwicklung	development
neurologische Entwicklung	neurological development
Entzündung	inflammation
sich entzünden	to become inflamed
Epiduralraum	epidural space
Epilepsie	epilepsy
Episiotomie	episiotomy
mediane Episiotomie	midline episiotomy
mediolaterale Episiotomie	mediolateral episiotomy
Epispadie	epispadias
Epstein-Perlen	Epstein's pearls
Erbrechen, sich übergeben	vomiting, to vomit, to be sick
Erb'sche Lähmung	Erb's paralysis
Erfrierung	ice burn
Erleichterung	relief
Ernährung	diet, nutrition
gesunde Ernährung	healthy diet
hypoallergene Ernährung	antigen-avoiding diet
Ernährungsberatung	dietary/nutritional advice
Ernährungseinschränkung	dietary restriction
Ernährungszustand	nutritional state
Eröffnungsphase	first stage of labour
Erregung, Agitiertheit	agitation
Erschöpfung	fatigue
Erstgebärende	primipara, first-time mother
Erwerbstätigkeit	paid work
Erythrocyt, s. a. Blutkörperchen, rote	erythrocyte
Erziehungsgeld	child-raising benefit
Extremitäten, Glieder, Arme und Beine	limbs
Extubation	extubation

F

Fallbesprechung	case conference
Familienstand	marital status
febril, fiebrig	febrile
Fehlbildung	malformation
angeborene Fehlbildung	congenital malformation

Englisch

Fehlernährung	malnutrition
Fehlstellung der Hüftknochen	dislocation of the hips
Ferritin	ferritin
Fertilität, Fruchtbarkeit	fertility
Fetal Distress, Situation mit klinischen Anzeichen einer fetalen Hypoxie	fetal distress
fetaler Blutkreislauf	fetal circulation
Fetus	foetus
Fieber im Wochenbett	puerperal pyrexia
finanzielle Notlage	financial hardship
finanzielle Hilfe	financial aid
Finanzierung der Gesundheitsversorgung	health care funding
Fistel	fistula
Flaschenernährung	formula/bottle feeding
Flaschennahrung/ künstliche Säuglingsnahrung	formula
mit künstlicher Säuglingsnahrung ernährtes Baby	bottle fed baby
Flaschensauger	bottle nipple
Flatulenz, Blähungen	flatulence
Flexion	flexion
Flüchtling	refugee
Flüssigkeitsaufnahme	fluid intake
Folgeerscheinungen, Folgen	sequelae
kurzfristige Folgeerscheinungen	short-term sequelae
Langzeitfolgen	long-term sequelea
Folsäure	folic acid
Fontanelle	fontanelle
große Fontanelle	anterior fontanelle, bregma
kleine Fontanelle	posterior fontanelle
Forzeps	forceps
Forzepsgeburt	forceps delivery
Fototherapie	phototherapy
Frau, die bereits geboren hat	parous woman
Fruchtblase	bag of membranes, amniotic bag
Fruchtwasser	amniotic fluid, waters (ugs.)
Fruchtwasser in der Fruchtblase hinter dem VT	hindwaters
Frühgeburt	preterm birth/delivery

Frühgeborenes	preterm infant
Führungslinie	axis of the birth canal
fundale Dominanz	fundal dominance
Fundusstand	fundal height (cave: oft auch Kurzform für "symphysis-fundal-height" (= Symphysen-Fundus-Abstand)!)
Fünflinge	quintuplets
Fußreflexzonenmassage	foot reflexology pressure therapy
Füttern nach Bedarf	on demand feeding

G

Gabe, Verabreichung	administration
Galaktosämie	galactosaemia
Gallenblase	gallbladder
Gallenflüssigkeit	bile
Gang	gait
watschelnder Gang	waddling gait
Gastroenteritis	gastroenteritis
Gastroschisis	gastroschisis
Gaumen	palate
harter Gaumen	hard palate
weicher Gaumen	soft palate
Gaumenspalte	cleft palate
Gebärbadewanne	birth(ing) pool
gebären	to give birth, to be in labour
Gebärende	labouring woman, a woman in labour
Gebärhocker	birth stool
Gebärmutter, Schoß, s. a. Uterus	womb
Gebärmutterrückbildung	involution
Gebärstuhl	birthing chair
geburtshilflich	obstetric
Geburt	birth
bei der Geburt dabei sein	to be present at birth
eine Geburt begleiten	to attend a birth
gebären	to give birth
vaginale Geburt	vaginal birth
vaginal-operative Geburt	instrumental birth
Geburt per Vakuumextraktion	vacuum extraction delivery
Geburtenmeldung	notification of birth

Geburtsort	place of birth
Geburtsarbeit, Zeit vom Geburtsbeginn bis zur Geburt des Kindes	labour
Geburtsdauer	duration of birth
Geburtseinleitung	induction (of labour)
Geburtserfahrung	birth experience
Geburtsfortschritt	labour progress
Geburtsgeschwulst	caput succedaneum
Geburtsgewicht	birthweight
Geburtshaus	birth centre
Geburtshilfe	obstetrics
geburtshilfliche FachärztIn	obstetrician
Geburtskanal	birth canal
Geburtsmechanik	mechanisms of labour
Geburtsmodus	mode of delivery
Geburtstermin	term
am Termin	at term
kurz vor dem Termin	near term
um den Termin	around term
vor dem Termin	before term, preterm
Geburtsurkunde	birth certificate
Geburtsverlauf	course of labour
durch Wehenmittel beschleunigter Geburtsverlauf	accelerated labour
geburtsunmöglicher Geburtsverlauf	obstructed labour
protrahierter Geburtsverlauf (> 24h)	prolonged labour
Geburtsverletzung	birth injury
Geburtsvorbereitung	antenatal/childbirth education
Geburtsvorbereitungskurs	antenatal class
an einem Geburtvorbereitungskurs teilnehmen	to attend an antenatal class
sich zu einem Geburtsvorbereitungskurs anmelden	to book an antenatal class
Geburtszimmer	birthing room
Gefühl des erleichterten Atmens gegen Ende der Schwangerschaft, nachdem das vorangehende Teil ins Becken eingetreten ist	lightening

Gehirnschaden	brain damage
Gehörlosigkeit	deafness
Gel	jelly
Gelbsucht, s. a. Ikterus	jaundice
Gelenk	joint
Gelüste (Ess~)	cravings (for food)
genetische Beratung	genetic counselling
Genitalien	genitalia
Genitalverstümmelung	female genital mutilation
Genitalwarzen	genital varts
gerichtlich veranlasste Unterhaltszahlung	maintenance order
Gesäßbacken	buttocks
geschieden	divorced
Geschlechtsverkehr	sexual intercourse
Wiederaufnahme des Geschlechtsverkehrs	resumption of sexual intercourse
Geschwister	sibling
Gesichtslähmung, Fazialisparese	facial paralysis
Gestation, Schwangerschaft	gestation
Schwangerschaftswoche	week of gestation
Gestationsalter, Schwangerschaftsalter	gestational age
gesund	healthy
Gesundheit	health
die eigene Gesundheit gefährden	to compromise one's health
Gesundheitsfachperson, in der Gesundheitsversorgung tätige Fachkraft	health professional
Gesundheitsförderung	health promotion
Gesundheitsverhalten	health behaviour
Gesundheitsversorgung	health care
Gewebe	tissue
Gewichtsabnahme	weight loss
Gewicht abnehmen	to lose weight
Gewichtszunahme (pro Woche)	weight gain (per week)
Gewicht zunehmen	to gain weight
Gleitmittel	lubricant
Glukosetoleranztest	glucose tolerance test
Gonorrhoe	gonorrhoea
Gramfärbung	Gram stain

Englisch

Grand Mal	grand mal
grippeähnliche Symptome	flu-like symptoms
Größe	height
grünes Fruchtwasser	meconium stained amniotic fluid/liquor
Gummiring (Sitzring)	rubber ring
Gynäkologie	gynaecology
GynäkologIn	gynaecologist

H

Hägarstifte	Hegar's dilators
Haltung, kindliche ~	attitude (of the fetus)
Hamamelis	hamamelis
Hämangiom	haemangioma
kongenitales Hämangiom	raspberry/strawberry mark
Hämatokrit	haematocrit
Hämatom	haematoma
Hämaturie	haematuria
Hämodilution	haemodilution
Hämoglobin	haemoglobin
Hämoglobinkonzentration	haemoglobin concentration
Hämolyse	haemolysis
hämorrhagischer Schock	haemorrhagic shock
Hämorrhoiden	haemorrhoids, piles (ugs.)
Hämorrhoide reponieren	to replace a haemorrhoid
Handschuh	glove
Harnblase	bladder
Harnblase entleeren	to void
Harnverhalt	retention of urine, urine retention
Harnwegsinfekt (HWI)	urinary tract infection (UTI)
Hausarbeit	housework
HausärztIn, AllgmeinärztIn	general practitioner
Hausbesuch	home visit
Hausfrau	housewife
Hausgeburt	home birth
häusliche Gewalt	domestic violence
Haut	skin
Hautnaht	perineal skin suture
Hebamme	midwife

in GB: außerklinisch tätige Hebamme (meist aber dennoch bei einer Klinik angestellt)	community midwife
leitende Hebamme, Hebamme mit Berufserfahrung	senior midwife
Hebammenausbildung	midwifery training
Hebammenbetreuung	midwifery care
hebammengeleitete Abteilung, i. e. S. hebammengeleiteter Kreißsaal	midwife-led unit (MLU)
hebammengeleitete Betreuung	midwife-led care
Hebammenschülerin	midwife student
Hebammentätigkeit, Profession der Hebammentätigkeit	midwifery
Heilmittel	remedies
traditionelle Heilmittel	traditional remedies
Heilung	healing
Heizstrahler	radiant heater/warmer, heating lamp
Heparin	heparin
Hepatitis	hepatitis
hereditär, erblich	hereditary
Hermaphrodit	hermaphrodite
Hernie	hernia
Herpes genitalis	herpes genitalis
Herpes zoster	shingels
Herzfrequenz	heart rate
Herzrasen	palpitation
Herztöne, kindliche ~	fetal heart rate
Himbeerblättertee	raspberry leaf tea
hintere Kommissur	posterior comissure
Hinterkopf	back of the head
Hirnblutung	cerebral haemorrhage
hocken	squat
hockende Position mit fixiertem Schultergürtel (durch Festhalten am Seil o. ä.)	hanging squat
Hoden	testicles
Hoffnungslosigkeit	hopelessness
Hohlwarzen	non-protactile nipples
Homöopathie	homeopathy

Hörscreening	hearing test, infant hear screening
Hormon	hormone
Hospitalisierung	hospitalisation
„Hüftbein"	hip bone, innominate bone
Hüfte	hip
Hüftsonografie beim Neugeborenen	newborn hip screening
Husten, husten	(to) cough
Hydrozephalus	hydrocephalus, "water on the brain" (ugs.)
Hydrops fetalis	hydrops fetalis
Hydrozele	hydrocele
Hymen	hymen
Hyperbilirubinämie	hyperbilirubinaemia
Hypertonie, Bluthochdruck	hypertension
chronische/essenzielle Hypertonie	chronic/essential hypertension
schwangerschaftsinduzierte Hypertonie	pregnancy induced hypertension
Hyperventilation	hyperventilation
hyperventilieren	to hyperventilate
Hypnose	hypnosis
Hypospadie	hypospadias
Hypotonie	hypotension
Hypovolämie	hypovolaemia
hypovolämischer Schock	hypovolaemic shock
Hypoxämie	hypoxaemia
Hysterektomie	hysterectomy
Hysterotomie	hysterotomy

I

iatrogen	iatrogenic
Ikterus, s. a. Gelbsucht	icterus
Kernikterus	kernicterus
Iliosakralgelenke	sacroiliac joints
im gebärfähigen Alter sein	to be of childbearing age
immun	immune
Immunität	immunity
Immunsystem	immune system
impfen	to vaccinate
Impfplan	vaccination schedule

Impfstoff	vaccine
Dreifachimpfung	triple vaccine
Impfung, Immunisierung	vaccination, immunization
gegen Röteln geimpft sein	to be immunized against rubella
Infektion	infection
Gonokokkeninfektion	gonococcal infection
kongenitale Infektion	congenital infection
Kreuzinfektion	cross infection
nosokomiale Infektion	hospital acquired/ nosocomial infection
opportunistische Infektion	opportunistic infection
Sekundärinfektion	secondary infection
sich infizieren (Wunde)	to become infected
Tröpfcheninfektion	droplet infection, airborne infection
Infektiosität	infectivity
Infertilität	infertility
Infusion	infusion, drip (ugs.)
Injektion	injection
intramuskuläre Injektion	intramuscular injection
subkutane Injektion	subcutaneous injection
Inkontinenz	incontinence
Dranginkontinenz	urge incontinence
Harninkontinenz	urinary incontinence
Stressinkontinenz	stress incontinence
Stuhlinkontinenz	fecal/stool incontinence
Inkubationszeit	incubation period
Inkubator	incubator
innere Wendung (auf den Fuß)	internal version
intrauterine Wachstumsretardierung	intrauterine growth retardation (IUGR)
intrauteriner Fruchttod	intrauterine death
Intubation	intubation
In-vitro-Fertilisation (IVF)	in vitro fertilisation (IVF)
Ischiassyndrom	sciatica, nerve root pain

J

Jugendamt	youth welfare department
Jungfrau	virgin

K

Kalium	potassium
Kalorienbedarf	energy (calorie) requirement
Kanüle	cannula, needle
Kardiotokografie	cardiotocography, electronic fetal monitoring
Kariesprophylaxe	caries prophylaxis
Karpaltunnelsyndrom	carpal tunnel syndrom
Katheter	catheter
Nabelvenenkatheter	umbilical catheter
Katheterismus	catheterization
Kegel-Übungen	Kegel excersises
Kephalhämatom	cephalhaematoma
Ketoazidose	ketoacidosis
Ketonkörper	ketone bodies
Ketonurie	ketonuria, acetonuria
Keuchhusten	whooping cough
Kiefer	jaw
Kind (bis zum 1. LJ)	infant
Kind groß ziehen	to bring up a child
Kind mit niedrigem Geburtsgewicht	low birthweight baby
Kinderbetreuung	childcare
Kinderfreibetrag	tax-free allowance for children
Kindergarten	kindergarden
Kindergeld	child benefit
Kinderwagen	stroller, pram
Kindsbewegungen	fetal movements
erste spürbare Kindsbewegungen	"quickening"
Kinn	chin
Zittern des Kinns	chin quiver
Kisteller-Handgriff	Kristeller maneuvre
Kleinkind	toddler
klonisch	clonic
Klumpfuss	clubfoot
Klumpke-Lähmung	Klumpke's paralysis
Knie-Ellbogen-Stand	knee-chest position
Knochen	bone
Knochenmark	(bone) marrow
Knoten	knot
Knoten (in der Brust)	lump

Knoten in Richtung Brustwarze ausstreichen	to massage the lump towards the nipple
Koagulation, Gerinnung	coagulation
Kohlblätter	cabbage leaves
Koitus	coitus
Kolik	colic
Kollaps, kollabieren	(to) collapse
Kolostrum, Vormilch	colostrum
Komplementärmedizin	alternative medicine
komplementärmedizinische Präparate	complementary medicines/ preparations
Kompressionsstrümpfe	TED stockings
Kondom	condom
Konfiguration der Schädelnähte des kindlichen Kopfes, Geburtsgeschwulst	moulding (of the fetal head)
Konisation	cone biopsy
Konjunktivitis	conjunctivitis
kontraindiziert	contraindicated
Kontraktion, s. a. Wehe	contraction
Kopfschmerzen	headache
Kopfschmerz nach Durapunktion	post-dural puncture headache (PDPH)
Spannungskopfschmerz	tension headache
Kopfumfang	head circumference
Körperflüssigkeiten	body fluids
Körperhaltung	posture
körperliche Bewegung, Sport	exercise
Korsett (bei Symphysenlockerung)	trochanteric belt
Kortikosteroide	corticosteroids
Kotyledon	cotyledon
Krampfanfall, Konvulsion	convulsion, fit, seizure
krank, übel	sick
krank werden	to fall sick/to be taken sick
mir ist schlecht	I feel sick
sich übergeben	to be sick
wegen Krankheit nicht zur Arbeit gehen	to be off sick
Krankenakte/Mutterpass führen, Dokumentation	record keeping
Krankengeld	sickness pay/benefit

Krankenhausapotheke, s. a. Apotheke	dispensary
Krankenhausgeburt	hospital birth
Krankenkasse	health insurance company
Krankenschwester, -pfleger, Pflegende(r)	nurse
Krankenversicherung	health/medical insurance
(privat) versichert sein	to be (privately) insured
Krankheit	disease, illness
eine Erkrankung behandeln	to treat an illness
meldepflichtige Erkrankung	notifiable disease
Krankheit, Übelkeit	sickness
Kranznaht	coronal suture
Krätze, Scabies	scabies
kreißen	labouring, to be in labour
Kreißsaal	labour ward
Kreuzbein	sacrum
Krikoiddruck	Sellick's manouevre
Kuhmilch	cows' milk
Kündigung	dismissal
künstliche Befruchtung	artificial insemination
künstliche Ernährung, Ernährung mit künstlicher Säuglingsnahrung	artificial feeding
künstliche Säuglingsmilch	formula milk
Kurettage	curettage
Kurette	curette
Kurzatmigkeit	breathlessness
kuscheln	cuddle

L

Labienriss	labial tear
Lachgas	nitrous oxide, Etonox, "laughing gas"
Lackmuspapier	litmus paper
Lage (kindliche ~)	lie (of the fetus)
instabile Kindslage	unstable lie
Längslage	longitudinal lie
Querlage	transverse lie
Schräglage	oblique lie
lagebedingte Hypotonie	postural hypotension
Lagerungstechnik	postural techniques/

(zur Wendung von BEL)	manoevers
Lähmung	paralysis, palsy
Lambdanaht	lambdoid (al) suture
Längsschnitt (Sectio)	midline incision
Lanolin	lanolin
Lanugohaare	lanugo
Laparaskopie	laparoscopy
Laparotomie	laparotomy
Laryngoskop	laryngoscope
Laxantium, Abführmittel	laxative
Leben	life
Lebenserwartung	life expectancy
mit dem Leben nicht vereinbar sein	to be incompatible with life
Lebendgeburt	live birth
lebensbedrohlich	life-threatening
lebensfähig	viable
Lebensstil, Lebensweise	lifestyle
Leber	liver
Lehrerin für Hebammenwesen	midwife teacher
Leibbinde	pelvic binder
Leopold'scher Handgriff, 3.	Pawlik's grip
Let-Down-Reflex	"let down" reflex
letzte Periode	last mestrual period (LMP)
Leukämie	leukaemia
Leukocyten, s. a. Blutkörperchen, weiße	leukocytes
Leukopenie	leucopenia
Leukozytose	leucocytosis
Ligament, Band	ligament
Linea fusca	linea fusca
linke Seitenlage	left lateral position, "Sims" position
Lippenspalte	cleft lip
Liquor	cerebrospinal fluid
Austreten von Liquor	leakage of cerebrospinal fluid
Lochien	lochia
übel riechende Lochien	offensive lochia
Löffelfütterung	spoon feeding
Luftröhre	airway, windpipe, trachea
Lumbalpunktion	lumbar puncture
Lunge	lung

Englisch

Lungenembolie	pulmonary embolism
Lungenreife	pulmonary maturity
lytischer Cocktail	lytic cocktail

M

Magen	stomach
Magensonde	nasogastric tube
Magnesiumsulfat	magnesium sulphate
Mahlzeit (Still~/Flaschen~)	feed
Makrosomie	macrosomia
Malabsorption	malabsorption
Mamille, s. a. Brustwarze	mamilla, nipple
manuell, Manual	manual
Masern	measles
Massage	massage
Maßband	tape measure
Mastitis	mastitis
infektiöse Mastitis	infective mastitis
nicht-infektiöse Mastitis	non-infective mastitis
Mazeration	maceration
McRobert's-Manöver	McRobert's manoeuvre
Medikalisierung von Schwangerschaft und Geburt	medicalization of childbirth
Medikament, Droge	drug
entzündungshemmende Medikamente	anti-inflammatory drugs
Medikamentenwechselwirkung	drug interaction
Medizintechnik, medizinische Technologie	medical technology
Mehrgebärende	multipara
Vielgebärende (> Viertpara)	grande multipara
Mehrlingsschwangerschaft/-geburt	multiple pregnancy/-birth
Mekonium	meconium
Mekoniumaspiration	meconium aspiration
Menarche	menarche
Meningitis	meningitis
Meningozele	meningocele
Menopause	menopause
Menstruation	menstruation, menstrual period
Datum der letzten Regel	date of last menstrual period

Menstruationszyklus	menstrual cycle
Messwert	reading
eine Messung vornehmen	to take a reading
Michalische Raute	rhomboid of Michaelis
Migräne	migraine
Mikroblutuntersuchung (MBU)	fetal blood sampling
Mikrozephalie	microcephaly
Miktion	micturition
Milcheinschuss, initiale Brustdrüsenschwellung	engorgement (of the breasts)
Erleichterung verschaffen bei Milcheinschuss	to relieve engorgement
Milchfluss	flow of milk
Milchgang	milk duct
blockierter Milchgang	blocked milk duct
Milchschorf	milk spot
Milchspendereflex	draught reflex, milk ejection reflex, milk flow mechanism
Milz	spleen
Missbrauch	abuse
Drogenmissbrauch	drug abuse
Kindesmissbrauch	child abuse
sexueller Missbrauch	sexual abuse
Mittelohrentzündung	middle ear infection
Mittelschmerz	mittelschmerz
Mittelstrahlurin (MSU)	mid-stream urine (MSU)
Mongolenfleck	mongolian blue spot
Mongolismus	mongolism
Morbus haemolyticus neonatorum	haemolytic disease of the newborn
morgendliche Übelkeit	morning sickness
motorischer Block	motor block
Moxibustion	moxibustion
Müdigkeit	tiredness
Multivitaminpräparat	multivitamin preparation
Mumps	mumps
Mund weit aufmachen	to gape
Muskeldystrophie	muscular dystrophy
Muskelentspannung	muscle relaxation
Muskelkrampf, spastischer	cramp
Muskelschicht	muscle layer
Muskeltonus	muscle tone

Mutter-Kind-Beziehung	mother-infant relationship
Muttermilch	breast milk
ausreichend Muttermilch für das Baby produzieren	to provide sufficient milk for the baby
die Milch schießt ein	the milk comes in
etwas geht nicht in die Muttermilch über	sth. will not be excreted in breast milk
Menge eines Medikaments, die in die Muttermilch übergeht	amount of a drug excreted in breast milk
Muttermilch mit der Hand ausstreichen	to hand express breast milk, express breast milk manually
unzureichende Milchmenge	insufficient milk
Zusammensetzung der Muttermilch	composition of breast milk
Muttermilchstuhl	breast milk stool
Muttermund, Zervix	cervix
äußerer Muttermund	external os
geburtsbereite Zervix	favourable cervix
innerer Muttermund	internal os
Muttermund ist 5 cm eröffnet	cervix is 5 cm dilated
Muttermund ist etwas geöffnet	cervix is partly dilated
Muttermund ist vollständig eröffnet	cervix is fully dilated
„unreifer" Muttermund	unfavourable cervix
Verstreichen der Zervix	taking up of the cervix
Zervix ist nicht verstrichen	cervix is uneffaced
Zervix ist verstrichen	cervix is effaced
Muttermundseröffnung, s. a. Dilatation	(cervical) dilatation
Mutterschaft	motherhood
Mutterschaft, Kinderkriegen	childbearing
Mutterschaftsgeld	maternity benefit/pay
Myometrium	myometrium

N

Nabel	navel, umbilicus, omphalus, belly button (ugs.)
zum Nabel gehörig	umbilical
Nabelklemme	cord clamp
Nabelpflege	care of the umbilical cord
Nabelschere	umbilical scissors
Nabelschnur	umbilical cord

kontrollierter Zug an der Nabelschnur	controlled cord traction
Nabelschnurblutentnahme	fetal blood sampling from the umbilical cord
Nabelschnurvorfall	cord prolapse, prolapse of the umbilical cord
nach unten schieben, drücken	to bear down
Nachcurettage	evacuation of retained products of conception (ERCP)
nachfolgender Kopf (bei BEL)	aftercoming head
Nachfrage und Angebot	supply and demand
Nachgeburt, s. a. Plazenta	afterbirth
Nachwehen	afterpains
Nadel, Kanüle	needle
Nadelhalter	needle holder
Naegel'sche Regel	Naegele's rule
Naevus	naevus
Naevus flammeus	port-wine stain
nähen	to suture, to stitch up, to make some stitches
Naht	suture
Einzelknopfnaht	interrupted suture
Fäden ziehen	to remove sutures
fortlaufende Naht	continuous suture
Nahtmaterial	suture material
Nahttechnik	suture method/technique
Narbe	scar
Narkose	narcosis
Narkotikum	narcotic
Nasenbluten	nosebleed
Nebenplazenta	succenturiate lobe/placenta
nekrotisierende Enterokolitis	necrotizing enterocolitis
Neonatologie	neonatology
Nephritis	nephritis
Nerv	nerve
Nerv-, nervös	nervous
Nervenblockade	nerve block
Nervensystem	nervous system
nervöser Zusammenbruch	nervous breakdown
Nesselsucht	nettle rash
Nettolohn	salary
Neugeborenengelbsucht	neonatal jaundice

Neugeborenenintensivstation	neonatal intensive care unit (NICU)
Neugeborenenstation	neonatal unit
Neugeborenes	newborn, neonate
Neuralrohrdefekt	neural tube defect
nicht-steroidale Antirheumatika	non-steroidal anti-inflammatory drugs (NSAID)
Nidation	nidation
Niederkunft	confinement
niedriger/hoher Hämoglobinwert	(high/low) haemoglobin level
Niere	kidney
Nierenklopfschmerz	renal angle tenderness
Nierenversagen	renal failure
Nikotin	nicotin
Normalwerte	normal values
normotensiv	normotensive
Notfall	emergency
Nykturie	nocturia

O

Obduktion	post-mortem (examination), autopsy
OberärztIn	senior physician, resident house physician, assistant medical director
Oberbauchschmerzen	epigastric pain
Oberschenkel	thigh
Obstipation	constipation
hartnäckige Obstipation	obstipation
Occiput, Hinterkopf	occiput, back of the head
Ödeme	oedema
Ohnmacht, Synkope, ohnmächtig werden, schwach	(to) faint
Ohrknorpel	ear pinna
Ohrläppchen	ear lobe
Oligohydramnion	oligohydramnios
Omphalozele	omphalocele
Operation, Chirurgie, Sprechstunde (GB)	surgery
operiert werden, sich einer Operation unterziehen	to undergo surgery

Operationssaal	operating room, theatre
Opiat	opiate
Orgasmus	orgasm
Östrogen	oestrogen
Oszillation	variability (baseline heart rate~)
Ovar	ovary
Ovulation	ovulation
Oxytozin	oxytocin

P

PädiaterIn	paediatrician
Pädiatrie	paediatrics
Palpation	palpation
Paracetamol	paracetamol
Parazervikalblockade	paracervical block
Parität	parity
Partner	partner
mit dem Partner zusammen lebend	cohabiting
Partogram	partogram
perinatal	perinatal
Perineum, Damm	perineum
Personal	staff
Petechien	petechiae
Pethidin (Dolantin®)	pethidine
Petit Mal	petit mal
Pfannenstielschnitt	Pfannenstiel's incision
Pfeilnaht	sagittal suture
Pflege (die Profession der ~)	nursing
Pflegeeltern	foster parents
Pflegekinder	foster children
Phenylketonurie	phenylketonuria
PhysiotherapeutIn	physiotherapist
Physiotherapie	physiotherapy
Pickel	pimples
Pilz	mould
Pinard Stethoskop	Pinard's stethoscope
Placenta accreta	placenta accreta
Placenta bipartita	bipartite placenta
Placenta circumvallata	placenta circumvallata
Placenta praevia	placenta praevia
Placenta praevia marginalis	placenta praevia grade 2

Placenta praevia partialis	placenta praevia grade 3
Placenta praevia totalis	placenta praevia grade 4
Plazenta, s. a. Nachgeburt	placenta
Ausstoßung der Plazenta	expulsion of placenta
manuelle Plazentalösung	manual removal of the placenta
marginaler Nabelschnuransatz	battledore placenta
Plazenta ist gelöst	the placenta is separated
sehr flache Plazenta	placenta membranacea
über die Plazenta zum Kind übergehen	to pass to the child via the placenta
velamentöser Nabelschnuransatz	velamentous insertion (of the umbilical cord)
vorzeitige Plazentalösung	placental abruption, abruptio placentae
Plazentainsuffizienz	placental insufficiency
Plazentalösung nach Duncan/Schultze	Duncan/Schultze expulsion of the placenta
Plazentaretention	retained placenta
Plazentarperiode	third stage of labour
Plazentaschranke passieren	diffusion across the placenta
plazentare Durchblutung	placental perfusion
Plazentation	placentation
plötzlicher Beginn (einer Erkrankung)	sudden onset
plötzlicher Kindstod	cot death, sudden infant death
Pneumonie	pneumonia
Pocken	smallpox
Pol	pole
Poleinstellung	presentation (of the fetus)
Beckenendlage	breech presentation
Fußlage	footling presentation
Gesichtslage	face presentation
Knielage	knee presentation
mehr als ein vorangehendes Teil (z.B. Kopf und Hand, Steiß, Hand und Nabelschnur)	compound presentation
Schädellage	vertex presentation
Stirnlage	brow presentation
Polio-Impfstoff zur intramuskulären Applikation (Erstimpfung bei Erwachsenen)	Salk vaccine
Polioschluckimpfung	Sabine vaccination

Polyhydramnion	polyhydramnios
Polyp	polypus
postpartal in utero verbliebene Gewebsreste	retained products of conception (RPOC)
posttraumatische Belastungsstörung (PTBS)	post-traumatic stress disorder (PTSD)
Präeklampsie	pre-eclampsia
Präparat, Vorbereitung	preparation
oral anzuwendendes Präparat (Medikament)	oral preparation
Prämedikation	premedication
prämenstruell	premenstrual
Prävention	prevention
Pressdrang	bearing-down urge, urge to push
Privatsphäre	privacy
mangelnde Intimsphäre	lack of privacy
Probe	sample
Progesteron	progesterone
Prognose	prognosis
Prolaktin	prolactin
Promontorium	sacral promontory
prophylaktisch	prophylactic
Prophylaxe	prophylaxis
Prostaglandin	prostaglandin
Proteinurie	proteinuria
Prozess, Rechtsstreit	litigation
Psoriasis	psoriasis
PsychiaterIn	psychiatrist
psychisches Wohlbefinden	psychological wellbeing
PsychologIn	psychologist
Psychose	psychosis
manisch-depressive Psychose	manic-depressive psychosis
psychosomatisch	psychosomatic
Psychotherapie	psychotherapy
Pudendusblock	pudendal block
Puder	powder
Puerperalfieber, Kindbettfieber	puerperal fever
Puerperalsepsis	puerperal sepsis
Puls	pulse
Pupille, Schüler	pupil
Pustel	pustule
Pylorusstenose	pyloric stenosis

Q

querer (Becken)Durchmesser	transverse diameter
Querstand (tiefer ~)	deep transverse arrest

R

Rachitis	rachitis, rickets
Rasur der Schamhaare	pubic shaving
Rat	advice
Rauchen	smoking
das Rauchen aufgeben	to give up smoking
Raucherentwöhnungsprogramm	smoking cessation program
Reflex	reflex
regelwidrige Einstellung des vorangehenden Kindsteils	malposition
regelwidrige Lage	malpresentation
Reizbarkeit	irritability
rektal	rectal
Rektum	rectum
relatives Missverhältnis	cephalopelvic disproportion
Relaxanz	relaxant
renal, zur Niere gehörig	renal
Reproduktion	reproduction
Reproduktionsorgane	reproductive organs
Restharn	residual urine
Retardierung	retardation
Retinopathie	retinopathy
Retroflexion	retroflexion
retroplazentares Hämatom	retroplacental clot
Rezept	prescription
Rhesus-Faktor	Rhesus factor
Rollstuhl	wheelchair
Röteln	German measles, rubella
Rotfärbung, Rötung	redness
Rotwerden, sich röten	reddening
Rücken	back
Rückenlage	supine/recumbent position
auf dem Rücken liegend	supine, recumbent
Rückenmark	spinal cord
Rückenschmerzen	back pain, backache
Rückfall	relapse
ruhen	to rest
runde Mutterbänder	round ligaments

Ruptur	rupture

S

Salbe	ointment
Samen	semen
Samenflüssigkeit	seminal fluid
Sauerstoff	oxygen
saugen	to suckle
Saugreflex	sucking reflex
Saugverwirrung	"nipple confusion"
(knöcherner) Schädel	skull
Schambogen	pubic arch
Scharlach	scarlet fever
Scheidenriss	vaginal tear
Scheitel-Steiß-Länge (SSL)	crown-rump length (CRL)
Schere	scissors
Schilddrüse	thyroid gland
Schlaf	sleep
Schlafsack	sleeping bag
Schleimhaut	mucosa
Schleimpfropf	mucus plug
Schluckauf	hiccough
Schlüsselbein	clavicle
Schlupfwarzen	inverted nipples
Schmerz, s. a. Kopfschmerz	pain
Flankenschmerz	flank pain
Rückenschmerzen	back pain
schmerzfrei	pain-free
Wehenschmerz	labour pain
Schmerzen im Dammbereich	perineal pain
Schmerzerleichterung	pain relief
schmerzlindernder Effekt	pain-relieving effect
Schmerzmittel	pain killers
Schmierblutung	spotting
Schnuller	pacifier (AE), dummy (BE)
Schock	shock
schräger (Becken-)Durchmesser	oblique diameter
Schuld	guilt
Schuldgefühle	feelings of guilt
Schulter	shoulder
äußere/innere Rotation der Schultern	external/internal rotation of the shoulders

Englisch

Schulterdystokie	shoulder dystocia
Schüttelfrost	rigor
schützender Effekt	protective effect
schwanger	pregnant
Schwangerenambulanz	antenatal clinic
Schwangerenvorsorge durch ÄrztIn und Hebamme	shared care
Schwangerenvorsorge	antenatal care
Schwangerenvorsorgetermin	antenatal visit
erster Schwangerenvorsorgetermin	booking
Schwangerschaft	pregnancy
extrauterine Schwangerschaft	extrauterine pregnancy
Schwangerschaftsabbruch	termination of pregnancy (TOP)
Schwangerschaftsalter	gestational age
für das Schwangerschaftsalter zu klein	small for date/gestational age
Schwangerschaftsdauer	duration of pregnancy
Schwangerschaftsdiabetes, Gestationsdiabetes	gestational diabetes mellitus (GDM)
schwangerschaftsinduzierte Hypertonie (SIH)	pregnancy-induced hypertension (PIH)
Schwangerschaftsstreifen	abdominal striae
Schwangerschaftstest	pregnancy test
Schweigepflicht	medical confidentiality
an die Schweigepflicht gebunden sein	to be bound by medical confidentiality
Schweiß	sweat
Screening	screening test
Sectio caesarea, Kaiserschnitt	caesarean (section)
einen Kaiserschnitt machen	to perform a caesarean section
elektive/primäre Sectio caesarea	elective caesarean section
sekundäre Sectio, auch Notsectio (im Englischen keine klare Abgrenzung)	emergency caesarean section, non-elective caesarean section
Sedativum	sedative
Sehstörungen	visual disturbances, blurred vision
Sekretion	secretion
Selbstbewusstsein	self-esteem

Selbsthilfegruppe	self-help group
Selbstmord, Suizid	suicide
Sepsis	sepsis
Septikämie	septicaemia
Serum	serum
Serumbilirubin-Spiegel	serum bilirubin level
Serumferritin	serum ferritin
sexuell übertragbare Krankheit	sexually transmitted disease (STD)
sexuelle Aktivität	sexual activity
SGA-Kind	small for gestational age baby
Sichelzellanämie	sickle cell disease
Silbernitrat	silver nitrate
Sitzbad	sitz bath
Sitzbeinhöcker	ischial tuberosities
Skalp	scalp
Skalpelektrode	scalp electrode
Skalpell	scalpel
Skelett	skeleton
Skrotum	scrotum
Sodbrennen	heartburn, regurgitation
Solarplexus	solar plexus
Sonde	tube
Sondenernährung	(intragastric) tube feeding
Sonografie	sonography
Soor	thrush
Sozialamt	social services (department)
Sozialarbeiter	social worker
soziale Benachteiligung	socioeconomic disadvantage
Sozialhilfe	social benefits
Spasmus	spasm
spastischer Muskelkrampf	cramp
Speichel	saliva
Speiseröhre	gullet, oesophagus
Spekulum	speculum
Sperma	sperm
Sphincter ani	anal sphincter
Sphinkter	sphincter
Spielgruppe	playgroup
Spina bifida	spina bifida
Spinnbarkeit	spinnbarkeit

Spirale	intrauterine contraceptive device (IUD)
spontane Drehung (des Kindes in utero)	spontaneous version
Spritze	syringe
spucken (direkt nach dem Stillen/Füttern)	posseting
staatlich anerkannte Beratungsstelle	state-recognised counselling centre
stabile Seitenlage	Sims' position
Standesamt	General Register Office (GRO)
Steinschnittlage	lithotomy position
Steißbein	coccyx
Stenose	stenosis
steril	sterile
Sterilisator	sterilizer
sterilisieren	sterilize
Stethoskop	stethoscope
steuerlicher Freibetrag	tax allowance
Stich	stitch
Stilldauer	breastfeeding duration
Stilleinlage	breast pad
stillen	breastfeed
das Kind an der Brust positionieren	to position the baby to feed
gestilltes Baby	breast fed baby
voll stillen	to exclusively breastfeed
Stillen	breastfeeding
Stillposition	breastfeeding position, nursing position
Stillpositionen zeigen	to demonstrate breastfeeding positions
Stillprobleme	breastfeeding problems
Stillunterstützung	breastfeeding support
Stimmung	mood
Stimmungsschwankungen	lability of mood, mood changes
Stirn	forehead
Stirnnaht	frontal suture
Storchenbiss	birth mark
Störung	disorder
Stuhl	stool
Muttermilchstuhl	breast-feeding stool

häufiger dünnflüssiger Stuhlgang	loose frequent stools
Stuhldrang	fecal urgency
Stuhlgang haben	defecate
Suchreflex (beim Neugeborenen)	rooting reflex
Suppositorium, Zäpfchen	suppository
Surfactant	surfactant
Symphysen-Fundus-Abstand (SFA)	symphysis-fundal distance/height (SFD), s. a. Fundusstand
Symphysenlockerung	symphysis pubis dysfunction (SPD)
Symphysenschmerz	symphysis pubis pain
Symphyse	symphysis (pubis)
Synklitismus	synclitism
Syphilis	syphilis
systolisch	systolic

T

Tachykardie	tachycardia
Tachypnoe	tachypnoea
Taille	waist
Tampon, „Maus“	tampon
Tamponade	haemostatic tamponade
Taubheit, Gefühllosigkeit	numbness
Telemetrie	telemetry
Temperatur messen	to take one's temperature
Termin (z. B. bei der Hebamme, bei der ÄrztIn)	appointment
einen Termin vereinbaren	to make an appointment
Terminüberschreitung, Schwangerschaft, die über den Termin geht (40+1 bis 42+0 SSW)	pregnancy beyond term/after 40 weeks
Tetanus	tetanus
Therapie	therapy
Thermometer	thermometer
Thrombozyten, s. a. Blutplättchen	thrombocytes
Tiefertreten (des kindlichen Köpfchens)	descent (of the fetal head)
Tokolytika	tocolytic drugs

tonisch	tonic
Tonus	tone
Totenschein, Bescheinigung über eine Totgeburt	stillbirth certificate
Totgeburt nach der 24. SSW	stillbirth
Toxin	toxin
toxisch	toxic
Toxoplasmose	toxoplasmosis
TPHA-Test	fluorescent treponemal antibody test
Tragetasche	carry cot
Tragetuch	baby sling
transkutane elektrische Nervenstimulation (TENS)	transcutaneous electrical nerve stimulation (TENS)
transkutane Sauerstoffsättigungs-Messung	transcutaneous blood gas monitoring
Trauer	grief
Trauerprozess	grieving process
Trauma, Verletzung	trauma
traumatisch	traumatic
Trendelenburg-Lage	Trendelenburg position
Trichomoniasis	trichomoniasis
Trimenon	trimester
Trisomie	trisomy
Trisomie 18	Edward's syndrome
Trisomie 21	Down's syndrome
Tubenligatur	tubal ligation
Tuberkulose	tuberculosis
Tupferzange	sponge-holding forceps

U

Übelkeit	nausea
an Übelkeit und Erbrechen leiden	to suffer from nausea and vomiting
Überempfindlichkeit	oversensitivity
Übergewicht	overweight
übergewichtig sein	to be overweight
überstürzte Geburt, Geburt in weniger als 2 h	precipitate labour
Übertragung (> 42+0 SSW)	post-date pregnancy, prolonged pregnancy
übertragen	to go overdue

Übertragungssyndrom	dysmaturity, Clifford's syndrome
überweisen	refer
eine Frau an einen Spezialisten überweisen	to refer a woman to a specialist
Überweisung	referral
Ultraschalluntersuchung	ultrasound scan, scan (ugs.)
unbewusst, ohnmächtig	unconscious
Unruhe	restlessness
unterernährt	undernourished
Untergewicht	underweight
untergewichtig sein	to be underweight
Unterhaltsvorschuss	maintenance advance
Unterleibsentzündung	pelvic inflammatory disease (PID)
Unterstützung	support
mangelnde/fehlende Unterstützung	lack of support
staatliche Unterstützung	state support
Unterstützung geben	to provide support
Unterstützung während der Geburt	support during labour
Unwohlsein	discomfort
menstruationsähnliche Beschwerden	period-type discomfort
Urethra	urethra
Urin	urine
blutiger Urin	blood stained urine
unwillkürlicher Urinabgang	involuntary leakage of urine
Urinprobe	urine sample
Urinanalyse	urinanaylsis
urinieren, Wasser lassen	micturate
Urinkultur	urine culture
Urinstix	dipstick test
Uterus	uterus
chirurgische Eröffnung der Gebärmutter	incision of the uterus, hysterotomy
Entfernung der Gebärmutter	removal of the uterus, hysterectomy
Inversio uteri	inversion of the uterus
oberes Uterinsegment	upper uterine segment

Englisch

retroflektierter Uterus	backward displacement of the uterus
überdehntes/sehr dünn ausgezogenes unteres Uterinsegment	overdistended lower uterine segment
unteres Uterinsegment	lower uterine segment
Uterus bicornis	bicornuate uterus
Uterusaktivität	uterine activity
unzureichende uterine Aktivität/Wehentätigkeit	inadequate uterine activity
Uterusfundus	fundus uteri
Uterushöhle	uterine cavity
Uterusprolaps	prolapse of the uterus
Uterusruptur	uterine rupture

V

Vagina, Scheide	vagina
vaginale Untersuchung	vaginal examination
eine vaginale Untersuchung durchführen	to do/perform a vaginal examination
Vaginalkonus	vaginal cone
Vakuumextraktor/-gerät)	vacuum extractor
Vakuumgeburt, Saugglockengeburt	ventuouse delivery
Vakuum-Glocke, Becher	cup
Vakuumpumpe	vacuum pump
Varize	varicose vein
vasodilatorischer Effekt	vasodilatory effect
Vaterschaft	fatherhood, paternity
Vaterschaftstest	paternity test
Vena cava	vena cava
Vena-cava-Syndrom	supine hypotensive syndrome
Venenpunktion	venepuncture
Ventrikelseptumdefekt	ventricular septal defect
Verband	dressing
einen Verband wechseln	to change a dressing
luftdurchlässiger Verband	non-occlusive dressing
sterile Wundauflage	sterile pad
Verbreitung	dissemination
Verdauung	digestion
Vergewaltigung	rape

Verhalten	behaviour
sein Verhalten ändern	to change one's behaviour
Verhaltenstherapie	(cognitive-)behavioural therapy
verheiratet	married
Verhütung, Kontrazeption	contraception
Verlegung	transfer
Verletzung	injury
Verleugnung	denial
Verlust	bereavement
Vernachlässigung	neglicence
Vernix caseosa, Käseschmiere	vernix caseosa
Verschlechterung	deterioriation
Versorgung einer Dammverletzung	perineal repair
Verstreichen (der Zervix)	effacement
Versuch einer Spontangeburt (mit großzügiger Sectio-indikation)	trial of labour
Verwandte	relatives
verwitwet	widowed
verzögerte Gebärmutterrückbildung, Subinvolutio uteri	subinvolution
Vierfüßlerstand	all-fours (position)
in den Vierfüßlerstand gehen	to go on all-fours
Vierlinge	quadruplets
Vierlingsschwangerschaft	quadruplet pregnancy
Vitamin-K-Prophylaxe	vitamin K prophylaxis
vom geburtshilflichen Facharzt geleitete Betreuung	obsterician-led care
vorangehendes Kindsteil	presenting part, denominator
Vorblase	forewaters
Vorhaut, Präputium	foreskin

W

Waage	scales
Wachstum	growth
Wadenkrampf	leg cramp
Wahrnehmung	perception
Wange	cheek
Wärmflasche	hot-water bottle
Warzenhof	areola
Waschlappen	washcloth

Englisch

Wassergeburt	waterbirth
Wassergymnastik für Schwangere	aquanatal exercises
Wehe, Kontraktion	contraction
eine Wehe stimulieren/ anreiben	to stimulate a contraction
in den Wehen liegen	to be in labour
unkoordinierte Wehentätigkeit	incoordinate contractions
unzureichende Wehentätigkeit	inadequate contractions/ uterine activity
zervixunwirksame, schmerzhafte Kontraktionen	false labour
zervixwirksame vorzeitige Wehentätigkeit	preterm labour
Wehenmittel	oxytocics, uterine stimulants
Wehenunterstützung	augmentation of labour
Weinerlichkeit	tearfulness
Wendung auf den Fuß	podalic version
werdende Eltern	expectant parents
Wharton'sche Sulze	Wharton's jelly
Wickeltisch	changing table
Wiederbelebung	resuscitation
Wiege	cradle
Wimpern	eyelashes
Windel	diaper (BE), nappy (AE)
Stoffwindel	cloth diaper/nappy
Windeldermatitis	napkin rash
Windpocken	chickenpox
Wirbel	vertebrae
Wirbelsäule	spine
Wochenbett	postnatal period
Wochenbettbetreuung	postnatal care
Wochenbettgymnastik, Rückbildungsgymnastik	postnatal exercise
Wochenbettpsychose	puerperal psychosis
Wochenstation	postnatal ward
Wunde	wound
auseinanderklaffende Wundränder	gaping wound edges
eine Wunde trocken und sauber halten	to keep a wound clean and dry
Wundverband	wound dressing

Würgen	(dry) retching
Wurzelreizsyndrom, Ischiassyndrom	nerve root pain, sciatica

Z

Zahnen	teething, dentition
Durchbrechen der Milchzähne	primary dentition
Durchbrechen der zweiten Zähne	secondary dentition
Zeichnungsblutung	"show"
Zentralnervensystem	central nervous system
Zerebralparese	cerebral palsy
Zervizitis	cervicitis
Zirkulation, Kreislauf	circulation
zittern	to tremble
Zufütterung	supplementary feed
Zungenbändchen	frenulum (of tongue)
verkürztes Zungenbändchen	tongue tie
Zwerchfell	diaphragm
Zwillinge	twins
intrapartales Verhaken der Zwillinge	locked twins
siamesische Zwillinge	conjoined twins, Siamese twins
Zwillingsschwangerschaft	twin pregnancy
Zyste	cyst
zystische Fibrose, Mukoviszidose	cystic fibrosis (CF)
Zystitis	cystitis

Englisch

Geburtshilfliche Fachbegriffe Englisch – Deutsch

A

abdominal examination	abdominelle Untersuchung, äußerer Befund (einschließlich Auskultation)
abdominal striae	Schwangerschaftsstreifen
ABO incompatibility	ABO-Unverträglichkeit
abortion	Abort, Abtreibung
complete abortion	Abortus completus
habitual abortion	habitueller Abort
missed abortion	verhaltener Abort
threatened abortion	drohender Abort
abscess	Abszess
to develop an abscess	einen Abszess entwickeln
abuse	Missbrauch
child abuse	Kindesmissbrauch
drug abuse	Drogenmissbrauch
sexual abuse	sexueller Missbrauch
acceleration	Akzeleration
acetonuria	Ketonurie, s. a. ketonuria
acidosis	Azidose
administration	Gabe, Verabreichung
advice	Rat
afterbirth	Nachgeburt, s. a. placenta
aftercoming head	nachfolgender Kopf (bei BEL)
afterpains	Nachwehen
agitation	Erregung, Agitiertheit
airway	Luftröhre
alcohol	Alkohol
alcohol consumption/intake	Alkoholkonsum
alcoholic beverage	alkoholisches Getränk
allergy	Allergie
all-fours (position)	Vierfüßlerstand
to go on all-fours	in den Vierfüßlerstand gehen
alternative medicine	Komplementärmedizin
amenorrhoea	Amenorrhoe
amniocentesis	Amniozentese
amnioscope	Amnioskop

amnioscopy	Amnioskopie
amniotic bag	Fruchtblase, s. a. bag of membranes
amniotic fluid	Fruchtwasser, s. a. waters
amniotomy	Amniotomie, s. a. artificial rupture of membranes (ARM)
anaemia	Anämie
iron deficiency anemia	Eisenmangelanämie
physiological anaemia	physiologische Anämie
anaesthesia	Anästhesie
anaesthesist	Anästhesist
anaesthetic	Anästhetikum
local anaesthetic cream	lokalanästhetisch wirksame Salbe
anal fissure	Analfissur
anal sphincter	Sphincter ani
analgesia	Analgesie
to administer a top up dose	Nachspritzen der PDA
to block the spinal nerves	Spinalnerven blockieren/ betäuben
epidural/extradural/peridural analgesia	Epidural-/Periduralanästhesie (PDA)
mobile/walking epidural	Walking PDA
regional analgesia	Regionalanalgesie
analgesic	Analgetikum
systemic analgesic	systemisches Analgetikum
topical analgesic	Analgetikum zur externen Anwendung
anencephalus	Anenzephalus
anorexia	Anorexie
anoxia	Anoxie
antacid	Antazidum
anteflexion	Anteflexion
antenatal care	Schwangerenvorsorge
antenatal class	Geburtsvorbereitungskurs
to attend an antenatal class	an einem Geburtsvorbereitungskurs teilnehmen
to book an antenatal class	sich zu einem Geburtsvorbereitungskurs anmelden
antenatal clinic	Schwangerenambulanz
antenatal education	Geburtsvorbereitung
antenatal visit	Schwangerenvorsorgetermin

antibiotic	Antibiotikum, antibiotisch
antibodies	Antikörper
anticoagulant	Antikoagulanz
anticonvulsant	Antikonvulsivum
antidepressant	Antidepressivum
antidote	Antidot
antiemetic	Antiemetikum
antigen	Antigen
antihistamine	Antihistaminikum
antihypertensive	Blutdrucksenker
antiseptic	Antiseptikum
anuria	Anurie
anxiety disorder	Angststörung
Apgar score	Apgar-Wert (s. a. Tab. 1, S. 189)
apnoea	Apnoe
appointment	Termin (z. B. bei der Hebamme, bei der ÄrztIn)
to make an appointment	einen Termin vereinbaren
aquanatal exercises	Wassergymnastik für Schwangere
areola	Warzenhof
arm prolapse	Armvorfall
arnica	Arnika
aromatherapy	Aromatherapie
artificial feeding	künstliche Ernährung, Ernährung mit künstlicher Säuglingsnahrung
artificial insemination	künstliche Befruchtung
aseptic	aseptisch
asphyxia	Asphyxie
aspiration	Aspiration
aspirine	Aspirin
low-dose aspirin	niedrigdosiertes Aspirin
assistant medical director	Oberarzt, -ärztin, s. a. resident house physician, senior physician
asthma	Asthma
asylum seeker	Asylbewerber
asynclitism	Asynklitismus
anterior asynclitism	vorderer Asynklitismus
posterior asynclitism	hinterer Asynklitismus
atonic	atonisch

atony	Atonie
atresia	Atresie
attitude (of the fetus)	kindliche Haltung
auscultation	Auskultation
authority	Behörde
autoimmune disease	Autoimmunerkrankung
autopsy	Obduktion, s. a. post-mortem (examination)
axis of the birth canal	Führungslinie

B

baby blues	Babyblues, Heultage
baby sling	Tragetuch
back	Rücken
back pain, backache	Rückenschmerzen
bacteriological examination	bakteriologische Untersuchung
bacteriuria	Bakteriurie
asymptomatic bacteriuria (ASB)	asymptomatische Bakteriurie
bag of membranes	Fruchtblase, s. a. amniotic bag
ballottement	Ballottement
Bandl's ring	Bandl'sche Furche
baseline (fetal heart) rate	Basalfrequenz
bear down	nach unten schieben, drücken
bearing-down urge	Pressdrang
bed rest	Bettruhe
behaviour	Verhalten
to change one's behaviour	sein Verhalten ändern
behavioural therapy	Verhaltenstherapie
belly button	Bauchnabel, s. a. navel, umbilicus, omphalus
bereavement	Verlust
bile	Gallenflüssigkeit
bilirubin	Bilirubin
biparietal diameter	biparietaler Durchmesser
birth	Geburt
to attend a birth	eine Geburt begleiten
to be present at birth	bei der Geburt dabei sein
breech birth	Beckenendlagengeburt
to give birth	gebären
(planned) home birth	(geplante) Hausgeburt
hospital birth	Krankenhausgeburt
instrumental birth	vaginal-operative Geburt

live birth	Lebendgeburt
multiple birth	Mehrlingsgeburt
notification of birth	Geburtenmeldung
place of birth	Geburtsort
preterm birth	Frühgeburt, s. a. preterm delivery
stillbirth	Totgeburt nach der 24. SSW
vaginal birth	vaginale Geburt
water birth	Wassergeburt
birth canal	Geburtskanal
birth centre	Geburtshaus
birth control	Empfängnisverhütung
birth experience	Geburtserfahrung
birth injury	Geburtsverletzung
birth mark	Storchenbiss
birth stool	Gebärhocker
birth(ing) pool	Gebärbadewanne
birthing chair	Gebärstuhl
birthing room	Geburtszimmer
birthweight	Geburtsgewicht
bladder	Harnblase
bleeding	Blutung
bleeding time	Blutungszeit
heavy bleeding	starke Blutung
vaginal bleeding	vaginale Blutung
blighted ovum	Blasenmole, s. a. hydatidiform mole
blood	Blut
red blood cells	rote Blutkörperchen, s. a. erythrocytes
to take blood for cross-matching	Kreuzblut abnehmen
white blood cells	weiße Blutkörperchen, s. a. leukocytes
blood clotting	Blutgerinnung
blood count	Blutbild
blood donor	Blutspender
blood gas analysis	Blutgasanalyse
blood group	Blutgruppe
blood platelets	Blutplättchen, Thrombozyten, s. a. thrombocytes
blood sugar	Blutzucker

blood transfusion	Bluttransfusion
blood vessel	Blutgefäß
blood pressure	Blutdruck
arterial (blood) pressure	arterieller Blutdruck
diastolic (blood) pressure	diastolischer Blutdruck
systolic (blood) pressure	systolischer Blutdruck
to take the blood pressure/ a blood pressure reading	den Blutdruck messen
blurred vision	Sehstörungen, s. a. visual disturbances
body fluids	Körperflüssigkeiten
bone	Knochen
innominate bone	„Hüftbein“, s. a. hip bone
bone marrow	Knochenmark
booking	erster Schwangerenvorsorge-termin
bottle fed baby	mit künstlicher Säuglingsnah-rung ernährtes Baby
bottle feeding	Flaschenfütterung
bottle nipple	Flaschensauger
bowel	Eingeweide
bradycardia	Bradycardie
brain damage	Gehirnschaden
brassiere, bra	BH
Braxton Hicks contractions	Braxton Hicks-Kontraktionen
breast	Brust
to attach the baby (correctly) on the breast	das Kind (korrekt) an die Brust anlagen
to come off the breast	die Brust loslassen (nach einer Stillmahlzeit)
to latch onto the breast	an der Brust ansaugen/ „andocken“
to suck at the breast	an der Brust saugen
to take a large mouthful of breast tissue	(beim Anlegen) umliegendes Brustgewebe fassen
breast milk	Muttermilch
amount of a drug excreted in breast milk	Menge eines Medikaments, die in die Muttermilch übergeht
composition of breast milk	Zusammensetzung der Muttermilch
flow of milk	Milchfluss

insufficient milk	unzureichende Milchmenge
sth. will not be excreted in breast milk	etwas geht nicht in die Muttermilch über
the milk comes in	die Milch schießt ein
to hand express breast milk, to express breast milk manually	Muttermilch mit der Hand ausstreichen
to provide sufficient milk for the baby	ausreichend Muttermilch für das Baby produzieren
breast milk stool	Muttermilchstuhl
breast pad	Stilleinlage
(electric/manual) breast pump	elektrische Milchpumpe/ Handpumpe
breast shell/shield	Brustschild
breast tenderness	Druckempfindlichkeit der Brust
breastfeed	stillen
breast fed baby	gestilltes Baby
to exclusively breastfeed	voll stillen
to position the baby to feed	das Kind an der Brust positionieren
breastfeeding	Stillen
breastfeeding duration	Stilldauer
breastfeeding position	Stillposition, s. a. nursing position
to demonstrate breastfeeding positions	Stillpositionen zeigen
breastfeeding problems	Stillprobleme
breastfeeding support	Stillunterstützung
to breathe (deeply/slowly)	(tief/langsam) atmen
breathing pattern	Atemtechnik
breathlessness	Kurzatmigkeit
breech	Beckenende
bregma	große Fontanelle, s. a. anterior fontanelle
to bring up a child	ein Kind groß ziehen
burial	Begräbnis
buttocks	Gesäßbacken

C

cabbage leaves	Kohlblätter
caesarean (section)	Sectio caesarea, Kaiserschnitt
elective caesarean section	elektive / primäre Sectio caesarea

emergency caesarean section, non-elective caesarean section	sekundäre Sectio, auch Notsectio (im englischen keine klare Abgrenzung)
to perform a caesarean section	einen Kaiserschnitt machen
candidiasis	Candidiasis
cannula	Kanüle, s. a. needle
caput succedaneum	Geburtsgeschwulst
cardiotocography, electronic fetal monitoring	Kardiotokografie
care	Betreuung, Zuwendung, Pflege
ante-/postnatal care	vor-/nachgeburtliche Betreuung
continuity of care	kontinuierliche Betreuung
continuity of carer	kontinuierliche Betreuung durch dieselbe Betreuungsperson/dasselbe (kleine) Betreuungsteam
intrapartum care	intrapartale Betreuung
carer	Betreuungsperson
caries prophylaxis	Kariesprophylaxe
carpal tunnel syndrom	Karpaltunnelsyndrom
carry cot	Tragetasche
case conference	Fallbesprechung
caseload midwifery	GB: Betreuungsform, bei der eine Hebamme für eine Gruppe von Frauen verantwortlich ist (in Schwangerschaft, Geburt und Wochenbett)
catheter	Katheter
umbilical catheter	Nabelvenenkatheter
catheterization	Katheterismus
central nervous system	Zentralnervensystem
cephalhaematoma	Kephalhämatom
cephalic version	äußere Wendung
cephalopelvic disproportion	relatives Missverhältnis
cerclage	Cerclage
cerebral haemorrhage	Hirnblutung
cerebral palsy	Zerebralparese
cerebrospinal fluid	Liquor
leakage of cerebrospinal fluid	Austreten von Liquor
birth certificate	Geburtsurkunde
cervical dilatation	Muttermundseröffnung

cervicitis	Zervizitis
cervix	Muttermund, Zervix
cervix is 5 cm dilated	Muttermund ist 5 cm eröffnet
cervix is effaced	Zervix ist verstrichen
cervix is fully dilated	Muttermund ist vollständig eröffnet
cervix is partly dilated	Muttermund ist etwas geöffnet
cervix is uneffaced	Zervix ist nicht verstrichen
favourable cervix	geburtsbereite Zervix
taking up of the cervix	Verstreichen der Zervix
unfavourable cervix	„unreifer“ Mutermund
changing table	Wickeltisch
cheek	Wange
chickenpox	Windpocken
child benefit	Kindergeld
childbearing age, to be of	im gebärfähigen Alter sein
childbearing	Mutterschaft, Kinderkriegen
childbirth education	Geburtsvorbereitung
childcare	Kinderbetreuung
child-raising benefit	Erziehungsgeld
chin	Kinn
chin quiver	Zittern des Kinns
chorion villus sampling	Chorionzottenbiopsie
chorion	Chorion
chorionic villi	Chorionzotten
circulation	Zirkulation, Kreislauf
circumcision	Beschneidung, Zirkumzision
to claim entitlements	Ansprüche geltend machen
clavicle	Schlüsselbein
cleft lip	Lippenspalte
cleft palate	Gaumenspalte
clonic	klonisch
clubfoot	Klumpfuß
coagulation	Koagulation, Gerinnung
coccyx	Steißbein
cognitive-behavioural therapy	Verhaltenstherapie
cohabiting	mit Partner zusammen lebend
coitus	Koitus
colic	Kolik
(to) collapse	Kollaps, kollabieren
colostrum	Kolostrum, Vormilch

complementary medicines	komplementärmedizinische Präparate
condom	Kondom
cone biopsy	Konisation
confinement	Niederkunft
congenital	angeboren
conjunctivitis	Konjunktivitis
constipation	Obstipation, s. a. obstipation
consultant	in GB: Facharzt am Krankenhaus
contraception	Verhütung, Kontrazeption
contraction	Kontraktion, Wehe
inadequate contractions	unzureichende Wehentätigkeit, s. a. inadequate uterine activity
incoordinate contractions	unkoordinierte Wehentätigkeit
to stimulate a contraction	eine Wehe stimulieren/anreiben
contraindicated	kontraindiziert
convulsion	Krampf, Konvulsion
Coomb's test	Coombstest
coping strategy	Bewältigungsstrategie
cord clamp	Nabelklemme
cord clamping, to clamp the (umbilical) cord	Abnabeln, anabeln
early clamping of the cord	frühes Abnabeln
cord prolapse	Nabelschnurvorfall, s. a. prolapse of the umbilical cord
coronal suture	Kranznaht
coroner	Bestatter
corticosteroids	Kortikosteroide
cot death	plötzlicher Kindstod
cotyledon	Kotyledon
cough	husten, Husten
counselling	Beratung
non-directive counselling	nicht-direktive Beratung
cows' milk	Kuhmilch
cradle	Wiege
cramp	spastischer Muskelkrampf
leg cramp	Wadenkrampf
craniosacral therapy	Craniosacrale Therapie

Englisch

cravings (for food)	(Ess-)Gelüste
Credé's expression	Credé-Handgriff
crowning	Einschneiden des kindlichen Kopfes
crown-rump length (CRL)	Scheitel-Steiß-Länge (SSL)
to cuddle	kuscheln
cup	Vakuum-Glocke, Becher
cup feeding	Becherfütterung
curettage	Kurettage
curette	Kurette
cyst	Zyste
cystic fibrosis (CF)	zystische Fibrose, Mukoviszidose
cystitis	Zystitis
cytomegalic inclusion disease	Cytomegalie

D

date of delivery	Entbindungstermin
date of last menstrual period	Datum der letzten Regel
deafness	Gehörlosigkeit
deceleration	Dezeleration
decidua	Dezidua
deep transverse arrest	tiefer Querstand
deep vein thrombosis	tiefe Beinvenenthrombose
defecate	Stuhlgang haben
defecation	Defäkation
deflexion	Deflexion
dehiscence	Dehiszenz
to deliver	entbinden
delivery	Entbindung
date of delivery	Entbindungstermin
mode of delivery	Geburtsmodus
preterm delivery	Frühgeburt, s. a. preterm birth
vaginal delivery	vaginale Entbindung
denial	Verleugnung
denominator	vorangehendes Kindsteil, s. a. presenting part
dentition	Zahnen
primary dentition	Durchbrechen der Milchzähne
secondary dentition	Durchbrechen der zweiten Zähne

depression	Depression
to feel depressed	sich deprimiert fühlen
deprivation	Benachteiligung
descent (of the fetal head)	Tiefertreten (des kindlichen Köpfchens)
deterioriation	Verschlechterung
detrusor instability	Blasenschließmuskelschwäche, Detrusorschwäche
development	Entwicklung
neurological development	neurologische Entwicklung
diabetes mellitus	Diabetes mellitus
diabetogenic	diabetogen
diagnosis	Diagnose
diagonal conjugate	Beckenenge
diaper (BE)	Windel, s. a. nappy
cloth diaper	Stoffwindel
diaphragm	Diaphragma, Zwerchfell
diaphragm, Dutch cap	Diaphragma Kontrazeption
diarrhoea	Diarrhoe, Durchfall
diet	Ernährung, Diät
antigen-avoiding diet	hypoallergene Ernährung
healthy diet	gesunde Ernährung
dietary advice	Ernährungsberatung
dietary restriction	Ernährungseinschränkung
differential blood count	Differenzialblutbild
differential diagnosis	Differenzialdiagnose
diffusion across the placenta	die Plazentaschranke passieren
digestion	Verdauung
dilatation	Dilatation, i. e. S. Muttermundseröffnung
8 cm dilation	Muttermundsweite von 8 cm
diphteria	Diphtherie
dipstick test	Urinstix
disability	körperliche Behinderung
to be disabled	körperlich behindert sein
discharge	Ausfluss
discharge from a wound	Wundexsudat, Wundflüssigkeit
mucoid vaginal discharge	muköser vaginaler Ausfluss
purulent discharge	eitriger Ausfluss
vaginal discharge	vaginaler Ausfluss

discharge (from hospital)	Entlassung (aus dem Krankenhaus)
discomfort	Unwohlsein
period-type discomfort	menstruationsähnliche Beschwerden
disease	Krankheit
notifiable disease	meldepflichtige Erkrankung
dislocation of the hips	Fehlstellung der Hüftknochen
dismissal	Kündigung, Entlassung
disorder	Störung
dispensary	Krankenhausapotheke, s. a. pharmacy
disseminated intravascular coagulation (DIC)	disseminierte intravasale Gerinnungsstörung
dissemination	Verbreitung
diuresis	Diurese
diuretic	Diuretikum
divorced	geschieden
doctor	ÄrztIn, s. a. physician
domestic violence	häusliche Gewalt
"domino" care	GB: ambulante Beleggeburt
dose	Dosierung, Dosis
Douglas pouch	Douglasraum
Down's syndrome	Down-Syndrom
draught reflex	Milchspendereflex
dressing	Verband
to change a dressing	einen Verband wechseln
non-occlusive dressing	luftdurchlässiger Verband
sterile pad	sterile Wundauflage
drip	Infusion (ugs.)
drug	Medikament, Droge
anti-inflammatory drugs	entzündungshemmende Medikamente
drug interaction	Medikamentenwechsel-wirkung
dry retching	Würgen
dummy (BE)	Schnuller, s. a. pacifier
Duncan expulsion of the placenta	Plazentalösung nach Duncan
dural tap	Durapunktion
dysmaturity, Clifford's syndrome	Übetragungssyndrom
dysmenorrhoea	Dysmenorrhoe
dyspareunia	Dyspareunie

dyspnoea	Dyspnoe
dystocia	Dystokie
dysurie	Dysurie

E

ear lobe	Ohrläppchen
ear pinna	Ohrknorpel
eclampsia	Eklampsie
eclamptic fit	eklamptischer Anfall
ectopic gestation	ektopische Schwangerschaft
eczema	Ekzem
Edward's syndrome	Trisomie 18
effacement	Verstreichen (der Zervix)
embolism	Embolie
emergency	Notfall
employer	Arbeitgeber
employment	Angestellten-, Berufstätigkeit
employment agency	Arbeitsamt, s. a. job centre
endometritis	Endometritis
endometrium	Endometrium
endotracheal tube	Endotrachealtubus
enema	Einlauf
energy (calorie) requirement	Kalorienbedarf
engagement	Eintritt des kindlichen Kopfes in das mütterliche Becken
engorgement (of the breasts)	Milcheinschuss, initiale Brustdrüsenschwellung
to relieve engorgement	Erleichterung verschaffen bei Milcheinschuss
Entonox	Lachgas, s. a. nitrous oxide, „laughing gas"
epidural space	Epiduralraum
epigastric pain	Oberbauchschmerzen
epilepsy	Epilepsie
episiotomy	Episiotomie
mediolateral episiotomy	mediolaterale Episiotomie
midline episiotomy	mediane Episiotomie
epispadias	Epispadie
Epstein's pearls	Epstein-Perlen
Erb's paralysis	Erb'sche Lähmung
erythrocyte	Erythrocyt, s. a. red blood cells

estimated/expected date of delivery (EDD)	errechneter Entbindungstermin (ET)
evacuation of retained products of conception (ERCP)	Nachcurettage
exchange transfusion	Austauschtransfusion
exercise	körperliche Bewegung, Sport
expectant parents	werdende Eltern
expulsion	Ausstoßen
expiration, exhalation	Ausatmung
external os	äußerer Muttermund
external version	äußere Wendung
extubation	Extubation

F

face mask	Beatmungsmaske
facial paralysis	Gesichtslähmung, Fazialisparese
faint	Ohnmacht, Synkope, ohnmächtig werden, schwach
fatherhood	Vaterschaft
fatigue	Erschöpfung
fear	Angst
febrile	febril, fiebrig
fecal urgency	Stuhldrang
feed	(Still-/Flaschen-)Mahlzeit
female genital mutilation	Genitalverstümmelung
ferritin	Ferritin
fertility	Fertilität, Fruchtbarkeit
fetal blood sampling	Mikroblutuntersuchung (MBU)
fetal circulation	fetaler Blutkreislauf
fetal distress	Situation mit klinischen Anzeichen einer fetalen Hypoxie
fetal growth restriction	eingeschränktes fetales Wachstum
fetal heart rate	kindliche Herztöne
fetal monitor	CTG-Gerät
fetal movements	Kindsbewegungen
fetal skull	kindlicher Schädel
fibre	Faser, Ballaststoffe
high fibre diet	ballaststoffreiche Ernährung
high in fibre	ballaststoffreich
financial aid	finanzielle Hilfe

financial hardship	finanzielle Notlage
first-time mother	Erstgebärende, s. a. primipara
fistula	Fistel
fit	Krampfanfall
flatulence	Flatulenz, Blähungen
flexion	Flexion
'flooding'	massive uterine Blutung
fluid intake	Flüssigkeitsaufnahme
flu-like symptoms	grippeähnliche Symptome
fluorescent treponemal antibody test	TPHA-Test
foetus	Fetus
folic acid	Folsäure
fontanelle	Fontanelle
anterior fontanelle	große Fontanelle, s. a. bregma
posterior fontanelle	kleine Fontanelle
foot reflexology pressure therapy	Fußreflexzonenmassage
forceps	Forzeps
forceps delivery	Forzepsgeburt
forehead	Stirn
foreskin	Vorhaut, Präputium
forewaters	Vorblase
formula feeding	Flaschenernährung
formula (milk)	künstliche Säuglingsmilch, Flaschennahrung
foster children, -parents	Pflegekinder, -eltern
frenulum (of tongue)	Zungenbändchen, s. a. tongue tie
frontal suture	Stirnnaht
fundal dominance	fundale Dominanz
fundal height	Fundusstand (cave: oft auch Kurzform für „symphysis-fundal-height"(= Symphysen-Fundus-Abstand)!)

G

gait	Gang
waddling gait	watschelnder Gang
galactosaemia	Galaktosämie
gallbladder	Gallenblase
to gape	den Mund weit aufmachen
gastroenteritis	Gastroenteritis

Englisch

gastroschisis	Gastroschisis
general practitioner	HausärztIn, AllgemeinärztIn
General Register Office (GRO)	Standesamt
genetic counselling	genetische Beratung
genital varts	Genitalwarzen
genitalia	Genitalien
German measles	Röteln
gestation	Gestation, Schwangerschaft
week of gestation	Schwangerschaftswoche
gestational age	Gestationsalter, Schwangerschaftsalter
gestational diabetes	Schwangerschaftsdiabetes, Gestationsdiabetes
gland	Drüse
glove	Handschuh
glucose tolerance test	Glukosetoleranztest
gonorrhoea	Gonorrhoe
Gram stain	Gramfärbung
grand mal	Grand Mal
grief	Trauer
grieving process	Trauerprozess
growth	Wachstum
guilt	Schuld
feelings of guilt	Schuldgefühle
gullet	Speiseröhre, s. a. oesophagus
gynaecologist	GynäkologIn
gynaecology	Gynäkologie

H

haemangioma	Hämangiom
haematocrit	Hämatokrit
haematoma	Hämatom
haematuria	Hämaturie
haemodilution	Hämodilution
haemoglobin	Hämoglobin
haemoglobin concentration	Hämoglobinkonzentration
(high/low) haemoglobin level	niedriger/hoher Hämoglobinwert
haemolysis	Hämolyse
haemolytic disease of the newborn	Morbus haemolyticus neonatorum
haemorrhage	Blutung

antepartum haemorrhage	Blutung in der Schwangerschaft
intracranial haemorrhage	intrakranielle Blutung
primary postpartum haemorrhage (PPH)	verstärkte postpartale Blutung (> 500 ml) innerhalb der ersten 24 h nach der Geburt
secondary postpartum haemorrhage (PPH)	verstärkte postpartale Blutung (> 500 ml) nach den ersten 24 h nach der Geburt
sub-arachnoid haemorrhage	Subarachnoidalblutung
haemorrhagic shock	hämorrhagischer Schock
haemorrhoids	Hämorrhoiden
to replace a haemorrhoid	Hämorrhoide reponieren
haemostatic tamponade	Tamponade
hamamelis	Hamamelis
hanging squat	hockende Position mit fixiertem Schultergürtel (durch Festhalten am Seil o. ä.)
head circumference	Kopfumfang
headache	Kopfschmerzen
post-dural puncture headache (PDPH)	Kopfschmerz nach Durapunktion
tension headache	Spannungskopfschmerz
healing	Heilung
health	Gesundheit
to compromise one's health	die eigene Gesundheit gefährden
health behaviour	Gesundheitsverhalten
health care funding	Finanzierung der Gesundheitsversorgung
health care	Gesundheitsversorgung
health insurance (company)	Krankenversicherung, Krankenkasse
to be (privately) insured	(privat) versichert sein
health professional	in der Gesundheitsversorgung tätige Fachkraft
health promotion	Gesundheitsförderung

health visitor	GB: Pflegende mit Zusatzausbildung in Prävention und Sozialmedizin, v. a. zuständig für Gesundheitserziehung und Präventionsmaßnahmen bei Müttern mit Kindern unter 5 Jahren (aber auch andere Spezialisierungen)
healthy	gesund
hearing test	Hörscreening
heart rate	Herzfrequenz
heartburn, regurgitation	Sodbrennen
heating lamp	Wärmelampe, s. a. radiant warmer, radiant heater
Hegar's dilators	Hägarstifte
height	Größe
heparin	Heparin
hepatitis	Hepatitis
hereditary	hereditary, erblich
hermaphrodite	Hermaphrodit
hernia	Hernie
herpes genitalis	Herpes genitalis
hiccough	Schluckauf
hindwaters	Fruchtwasser in der Fruchtblase hinter dem VT
hip	Hüfte
hip bone	„Hüftbein", s. a. innominate bone
history taking	Anamneseerhebung
family history	Familienanamnese
psychiatric history	psychiatrische Anamnese/ Vorgeschichte
home visit	Hausbesuch
homeopathy	Homöopathie
hopelessness	Hoffnungslosigkeit
hormone	Hormon
hospital admission	Aufnahme ins Krankenhaus
hospitalisation	Hospitalisierung
hot-water bottle	Wärmflasche
housewife	Hausfrau
housework	Hausarbeit
hydatidiform mole	Blasenmole, s. a. blighted ovum

hydrocele	Hydrozele
hydrocephalus	Hydrocephalus
hydrops fetalis	Hydrops fetalis
hymen	Hymen
hyperbilirubinaemia	Hyperbilirubinämie
hypertension	Hypertonie, Bluthochdruck
chronic/essential hypertension	chronische/essenzielle Hypertonie
pregnancy induced hypertension	schwangerschaftsinduzierte Hypertonie
to hyperventilate	hyperventilieren
hyperventilation	Hyperventilation
hypnosis	Hypnose
hypospadias	Hypospadie
hypotension	Hypotonie
hypovolaemia	Hypovolämie
hypovolaemic shock	hypovolämischer Schock
hypoxaemia	Hypoxämie
hysterectomy	Hysterektomie, s. a. removal of the uterus
hysterotomy	Hysterotomie, s. a. incision of the uterus

I

iatrogenic	iatrogen
ice burn	Erfrierung
ice pack	Eispackung
icterus	Ikterus
kernicterus	Kernikterus
iliac crest	Beckenkamm
illness	Krankheit
to treat an illness	eine Erkrankung behandeln
immersion in water during labour	Entspannungsbad während der Geburt
immune	immun
immune system	Immunsystem
immunity	Immunität
immunization	Immunisierung, Impfung
to be immunized against rubella	gegen Röteln geimpft sein
in vitro fertilisation (IVF)	In-vitro-Fertilisation (IVF)
income	Einkommen

incontinence	Inkontinenz
fecal incontinence	Stuhlinkontinenz
stool incontinence	Stuhlinkontinenz
stress incontinence	Stressinkontinenz
urge incontinence	Dranginkontinenz
urinary incontinence	Harninkontinenz
incubation period	Inkubationszeit
incubator	Inkubator
induction (of labour)	(Geburts-)Einleitung
infant hear screening	Hörscreening
infantKind (bis zum 1. LJ)	
infection	Infektion
airborne/droplet infection	Tröpfcheninfektion
to become infected	sich infizieren (Wunde)
congenital infection	kongenitale Infektion
cross infection	Kreuzinfektion
gonococcal infection	Gonokokkeninfektion
hospital acquired/ nosocomial infection	nosokomiale Infektion
opportunistic infection	opportunistische Infektion
secondary infection	Sekundärinfektion
infectivity	Infektiosität
infertility	Infertilität
inflammation	Entzündung
to become inflamed	sich entzünden
injection	Injektion
intramuscular injection	intramuskuläre Injektion
subcutaneous injection	subkutane Injektion
injury	Verletzung
inspiration	Einatmung
internal os	innerer Muttermund
internal rotation of the shoulders	innere Rotation der Schultern
internal version	innere Wendung (auf den Fuß)
intestine	Eingeweide
intrauterine contraceptive device (IUD)	Spirale
intrauterine death	Intrauteriner Fruchttod
intrauterine growth retardation (IUGR)	intrauterine Wachstumsretardierung
intravenous infusion	intravenöse Infusion
intubation	Intubation

involution	Gebärmutterrückbildung
iron store	Eisenspeicher
iron supplemtation	Eisensupplementierung, Eisengabe
irritability	Reizbarkeit
ischial tuberosities	Sitzbeinhöcker

J

jaundice	Gelbsucht
jaw	Kiefer
jelly	Gel
job centre	Arbeitsamt
joint	Gelenk

K

Kegel excersises	Kegel-Übungen
ketoacidosis	Ketoazidose
ketone bodies	Ketonkörper
ketonuria	Ketonurie, s.a acetonuria
kidney	Niere, s. a. renal
kindergarden	Kindergarten
Klumpke's paralysis	Klumpke-Lähmung
knee-chest position	Knie-Ellbogen-Stand
knot	Knoten
Kristeller maneuvre	Kisteller-Handgriff

L

labial tear	Labienriss
labour	Arbeit, Geburtsarbeit, Zeit vom Geburtsbeginn bis zur Geburt des Kindes, s. a. labouring
accelerated labour	durch Wehenmittel beschleunigter Geburtsverlauf
augmentation of labour	Wehenunterstützung
to be in labour	in den Wehen liegen
false labour	zervixunwirksame, schmerzhafte Kontraktionen
first stage of labour	Eröffnungsphase
obstructed labour	geburtsunmöglicher Geburtsverlauf
preterm labour	zervixwirksame vorzeitige Wehentätigkeit

prolonged labour	Geburtsverlauf > 24h
second stage of labour	Austreibungsphase
third stage of labour	Plazentarperiode
labour pain	Wehenschmerz
labour progress	Geburtsfortschritt
labour ward	Kreißsaal
labouring, to be in labour	kreißen
lambdoid (al) suture	Lambdanaht
lanolin	Lanolin
lanugo	Lanugohaare
laparoscopy	Laparoskopie
laparotomy	Laparotomie
laryngoscope	Laryngoskop
last mestrual perion (LMP)	letzte Periode
"laughing gas"	Lachgas, s. a. nitrous oxide, Etonox
laxative	Laxantium, Abführmittel
learning difficulty/disability	umgs. geistige Behinderung, s. a. mental handicap/retardation
left lateral position	linke Seitenlage „s. a. Sims" position
left occipitoanterior position (LOA), s. a. Tab. 3, S. 191	I. v. HHL
left occipitoposterior position (LOP), s. a. Tab. 3, S. 191	I. hi. HHL
left occipitotransverse position (LOT), s. a. Tab. 3, S. 191	PN quer, kl. Fontanelle links, Rücken links
"let down" reflex	Let-Down-Reflex
leucocyte	Leukozyt
leucocytosis	Leukozytose
leucopenia	Leukopenie
leukaemia	Leukämie
leukocytes	Leukocyten, s. a. weiße Blutkörperchen
lie (of the fetus)	(kindliche) Lage
longitudinal lie	Längslage
oblique lie	Schräglage
transverse lie	Querlage
unstable lie	instabile Kindslage

life	Leben
life expectancy	Lebenserwartung
to be incompatible with life	mit dem Leben nicht vereinbar sein
lifestyle	Lebensstil, Lebensweise
life-threatening	lebensbedrohlich
ligament	Ligament, Band
lightening	Gefühl des erleichterten Atmens gegen Ende der Schwangerschaft, nachdem das vorangehende Teil ins Becken eingetreten ist
limbs	Extremitäten, Glieder, Arme und Beine
linea fusca	Linea fusca
lithotomy position	Steinschnittlage
litigation	Prozess, Rechtsstreit
litmus paper	Lackmuspapier
liver	Leber
lochia	Lochien
offensive lochia	übel riechende Lochien
locked twins	Verhakung von Zwillingen (intrauterin)
low birthweight baby	Kind mit niedrigem Geburtsgewicht
lubricant	Gleitmittel
lumbar puncture	Lumbalpunktion
lump	Knoten (in der Brust)
to massage the lump towards the nipple	Knoten in Richtung Brustwarze ausstreichen
lung	Lunge
lytic cocktail	lytischer Cocktail

M

maceration	Mazeration
magnesium sulphate	Magnesiumsulfat
maintenance advance	Unterhaltsvorschuss
maintenance order	gerichtlich veranlasste Unterhaltszahlung
macrosomia	Makrosomie
malabsorption	Malabsorption
malformation	Fehlbildung

congenital malformation	angeborene Fehlbildung
malnutrition	Fehlernährung
malposition	regelwidrige Einstellung des VT
malpresentation	regelwidrige Lage
mamilla	Mamille, s. a. nipple
manic-depressive psychosis	manisch-depressive Psychose
manual	manuell, Manual
marital status	Familienstand
married	verheiratet
marrow	Knochenmark
massage	Massage
mastitis	Mastitis
infective mastitis	infektiöse Mastitis
non-infective mastitis	nicht-infektiöse Mastitis
maternity benefit	Mutterschaftsgeld
maternity care	Betreuung während Schwangerschaft, Geburt und Wochenbett
maternity leave	Erziehungsurlaub
maternity pad	Damenbinde
maternity pay	Mutterschaftsgeld
maternity services	alle Dienstleistungen rund um Schwangerschaft, Geburt und Wochenbett
McRobert's manoeuvre	McRobert's-Manöver
measles	Masern
mechanisms of labour	Geburtsmechanik
meconium	Mekonium
meconium aspiration	Mekoniumaspiration
meconium stained amniotic fluid/liquor	grünes Fruchtwasser
medical assistant	AssistenzärztIn, s. a. senior house officer
medical certificate	ärztliche Bescheinigung
medical confidentiality	Schweigepflicht
to be bound by medical confidentiality	an die Schweigepflicht gebunden sein
medical history	medizinische Anamnese
medical insurance	Krankenversicherung
to be in a private medical insurance scheme	in einer privaten Krankenkasse sein
to be privately insured	privat versichert sein

medical technology	Medizintechnik, medizinische Technologie
medicalization of childbirth	Medikalisierung der Geburt
membranes	Eihäute
artificial rupture of membranes (ARM)	künstliche Eröffnung der Fruchtblase, s. a. amniotomy
bag of membranes	Fruchtblase, s. a. amniotic bag
menarche	Menarche
meningitis	Meningitis
meningocele	Meningozele
menopause	Menopause
menstrual cycle	Menstruationszyklus
menstruation, menstrual period	Menstruation
date of last menstrual period	Datum der letzten Regel
mental handicap/retardation	geistige Behinderung, s. a. learning disability/difficulty
microcephaly	Mikrozephalie
micturate	urinieren, Wasser lassen
micturition	Miktion
middle ear infection	Mittelohrentzündung
midline incision	Längsschnitt (Sectio)
mid-stream urine (MSU)	Mittelstrahlurin (MSU)
midwife	Hebamme
community midwife	in GB: außerklinisch tätige Hebamme (meist aber dennoch bei einer Klinik angestellt)
senior midwife	leitende Hebamme, Hebamme mit Berufserfahrung
midwife student	Hebammenschülerin
midwife teacher	Lehrerin für Hebammenwesen
midwife-led care	hebammengeleitete Betreuung
midwife-led unit (MLU)	hebammengeleitete Abteilung, i. e. S. hebammengeleiteter Kreißsaal
midwifery	Hebammentätigkeit, Profession der Hebammentätigkeit
midwifery care	Hebammenbetreuung
midwifery training	Hebammenausbildung
migraine	Migräne
milk duct	Milchgang
blocked milk duct	blockierter Milchgang

milk ejection reflex	Milchspendereflex
milk flow mechanism	Milchspendereflex
milk spot	Milchschorf
miscarriage	Abort vor der 24. SSW
mittelschmerz	Mittelschmerz
mongolian blue spot	Mongolenfleck
mongolism	Mongolismus
mood	Stimmung
lability of mood, mood changes	Stimmungsschwankungen
morning sickness	morgendliche Übelkeit
motherhood	Mutterschaft
mother-infant relationship	Mutter-Kind-Beziehung
motor block	motorischer Block
mould	Pilz
moulding (of the fetal head)	Konfiguration der Schädelnähte des kindlichen Kopfes, Geburtsgeschwulst
moxibustion	Moxibustion
mucus plug	Schleimpfropf
multipara	Mehrgebärende
grande multipara	Vielgebärende (Viertpara)
multivitamin preparation	Multivitaminpräparat
mumps	Mumps
muscle layer	Muskelschicht
muscle relaxation	Muskelentspannung
muscular dystrophy	Muskeldystrophie
myometrium	Myometrium

N

Naegele's rule	Naegel'sche Regel
naevus	Naevus
napkin rash	Windeldermatitis
nappy (AE)	Windel, s. a. diaper
cloth nappy	Stoffwindel
narcosis	Narkose
narcotic	Narkotikum
nasogastric tube	Magensonde
nausea	Übelkeit
to suffer from nausea and vomiting	an Übelkeit und Erbrechen leiden
navel	Nabel, s. a. belly button, umbilicus, omphalus

necrotizing enterocolitis	nekrotisierende Enterokolitis
needle holder	Nadelhalter
needle	Nadel, Kanüle, s. a. cannula
neglicence	Vernachlässigung
neonatal intensive care unit (NICU)	Neugeborenenintensivstation
neonatal jaundice	Neugeborenengelbsucht
neonatal unit	Neugeborenenstation
neonate	Neugeborenes, s. a. newborn
neonatology	Neonatologie
nephritis	Nephritis
nerve	Nerv
nerve block	Nervenblockade
nerve root pain	Wurzelreizsyndrom, Ischiassyndrom, s. a. sciatica
nervous breakdown	nervöser Zusammenbruch
nervous system	Nervensystem
nervous	Nerv-, nervös
nettle rash	Nesselsucht
neural tube defect	Neuralrohrdefekt
newborn hip screening	Hüftsonografie beim Neugeborenen
newborn	Neugeborenes, s. a. neonate
nicotin	Nikotin
nidation	Nidation
nipple	Brustwarze, s. a. mamilla, teat
cracked nipple	wunde Brustwarze (aufgebrochene Haut)
inverted nipples	Schlupfwarzen
„nipple confusion“	Saugverwirrung
non-protactile nipples	Hohlwarzen
painful nipples	schmerzende Brustwarzen
sore nipples	wunde Brustwarzen
nitrous oxide	Lachgas, s. a. Etonox, “laughing gas”
nocturia	Nykturie
non-elective caesarean section	sekundäre Sectio caesarea, s. a. emergency caesarean section
non-steroidal anti-inflammatory drugs (NSAID)	nicht-steroidale Antirheumatika (z. B. Ibuprofen, Diclofenac)
non-toothed/ plain dissecting forceps	anatomische Pinzette

Englisch

normal values	Normalwerte
normotensive	normotensiv
nosebleed	Nasenbluten
numbness	Taubheit, Gefühllosigkeit
nurse	Krankenschwester, -pfleger, Pflegende(r)
nursing position	Stillposition, s. a. breastfeeding position
nursing	(die Profession der) Pflege
nutrition	Ernährung
nutritional advice	Ernährungsberatung
nutritional state	Ernährungszustand

O

obesity	Adipositas, Fettleibigkeit, vgl. overweight
oblique diameter	schräger (Becken-)Durchmesser
obsterician-led care	von geburtshilflicher FachärztIn geleitete Betreuung
obstetric history	geburtshilfliche Anamnese
obstetric	geburtshilflich
obstetrician	geburtshilfliche FachärztIn
obstetrics	Geburtshilfe
obstipation	hartnäckige Obstipation, s. a. constipation
occiput	Occiput, Hinterkopf
oedema	Ödeme
oesophagus	Ösophagus, s. a. gullet
oestrogen	Östrogen
ointment	Salbe
oligohydramnios	Oligohydramnion
omphalocele	Omphalozele
omphalus	Nabel, s. a. umbilicus, navel, belly button
on demand feeding	Füttern nach Bedarf
one-to-one midwifery	Eins-zu-eins-Betreuung
operating room	Operationssaal, s. a. theatre
ophtalmia neonatorum	jede eitrige Augenentzündung des Neugeborenen bis zum 21. LT (in GB meldepflichtig)
opiate	Opiat
orgasm	Orgasmus

ovary	Ovar
oversensitivity	Überempfindlichkeit
overweight	Übergewicht, vgl. obesity
to be overweight	übergewichtig sein
ovulation	Ovulation
oxygen	Sauerstoff
oxytocics	Wehenmittel, s. a. uterine stimulants
oxytocin	Oxytozin

P

pacifier (AE)	Schnuller, s. a. dummy
paediatrician	PädiaterIn
paediatrics	Pädiatrie
paid leave	bezahlte Abwesenheit von der Arbeit
paid work	Erwerbstätigkeit
pain	Schmerz
back pain	Rückenschmerzen
flank pain	Flankenschmerz
pain-free	schmerzfrei
pain killers	Schmerzmittel
pain relief	Schmerzerleichterung
pain-relieving effect	schmerzlindernder Effekt
palate	Gaumen
hard palate	harter Gaumen
soft palate	weicher Gaumen
palpation	Palpation
palpitation	Herzrasen
palsy	Lähmung, s. a. paralysis
paracervical block	Parazervikalblockade
paracetamol	Paracetamol
paralysis	Lähmung
parental leave	Elternzeit, Erziehungsurlaub
parity	Parität
parous woman	Frau, die bereits geboren hat
partogram	Partogramm
paternity	Vaterschaft
paternity test	Vaterschaftstest
Pawlik's grip	3. Leopold'scher Handgriff
pelvic	zum Becken gehörig
pelvic binder	Leibbinde

pelvic brim, brim of the pelvis	Beckeneingang
pelvic cavity, cavity of the pelvis	Beckenhöhle
pelvic floor	Beckenboden
to strengthen the pelvic floor	Beckenboden kräftigen
Tighten your pelvic floor muscles.	Spannen Sie Ihre Beckenbodenmuskulatur an.
pelvic floor exercises (PFE)	Beckenbodenübungen
pelvic floor muscles	Beckenbodenmuskulatur
pelvic girdle	Beckengürtel
pelvic inflammatory disease (PID)	Unterleibsentzündung
pelvic inlet plane	Beckeneingangsebene
pelvic inlet	Beckeneingang
pelvic outlet	Beckenausgang
to enlarge the pelvic outlet	den Beckenausgang vergrößern
pelvic planes	Beckenebenen
pelvis	Becken
android pelvis	androides Becken
contracted pelvis	allgemein verengtes Becken
false pelvis	großes Becken
gynaecoid pelvis	gynäkoides Becken, s. a. normal female pelvis
normal female pelvis	weibliches Becken, s. a. gynaecoid pelvis
rachitic pelvis	rachitisches Becken
true pelvis	kleines Becken
perception	Wahrnehmung
perinatal	perinatal
perineal lacerations	Dammverletzungen
perineal pain	Schmerzen im Dammbereich
perineal repair	Versorgung einer Dammverletzung
perineal skin suture	Hautnaht
perineal tear	Dammriss
first degree tear	Dammriss 1. Grades
second degree tear	Dammriss 2. Grades
third degree tear	Dammriss 3. Grades
fourth degree tear	Dammriss 4. Grades
perineal trauma	Dammverletzung
perineal	zum Damm gehörig
perineum	Perineum, Damm

permit for stay	Aufenthaltsgenehmigung
personal history	Eigenanamnese
petechiae	Petechien
pethidine	Pethidin (Dolantin®)
petit mal	Petit Mal
Pfannenstiel's incision	Pfannenstielschnitt
pharmacist	ApothekerIn
pharmacy	Apotheke, s. a. dispensary
available only at a pharmacy	apothekenpflichtig
phenylketonuria	Phenylketonurie
phototherapy	Fototherapie
physician	ÄrztIn, s. a. doctor
physiotherapist	PhysiotherapeutIn
physiotherapy	Physiotherapie
piles	Hämorrhoiden
pimples	Pickel
Pinard's stethoscope	Pinard Stethoskop
placenta	Plazenta, s. a. afterbirth
abruptio placentae	vorzeitige Plazentalösung
battledore placenta	marginaler Nabelschnuransatz
bipartite placenta	Placenta bipartita
circumvallate placenta	Placenta circumvallata
expulsion of placenta	Ausstoßung der Plazenta
manual removal of the placenta	manuelle Plazentalösung
retained placenta	Plazentatretention
succenturiate lobe/placenta	Nebenplazenta
to pass to the child via the placenta	über die Plazenta zum Kind übergehen
the placenta is separated	Plazenta ist gelöst
velamentous insertion (of the umbilical cord)	velamentöser Nabelschnuransatz
placenta accreta	Placenta accreta
placenta circumvallata	Placenta circumvallata
placenta membranacea	sehr flache Plazenta
placenta praevia	Placenta praevia
placenta praevia grade 1	tiefsitzende Plazenta
placenta praevia grade 2	Placenta praevia marginalis
placenta praevia grade 3	Placenta praevia partialis
placenta praevia grade 4	Placenta praevia totalis
placental abruption	vorzeitige Plazentalösung
placental insufficiency	Placentainsuffizienz

placental perfusion	plazentare Durchblutung
placentation	Plazentation
platelets	Blutplättchen, s. a. thrombocytes
playgroup	Spielgruppe
pneumonia	Pneumonie
podalic version	Wendung auf den Fuß
pole	Pol
polyhydramnios	Polyhydramnion
polypus	Polyp
port-wine stain	Naevus flammeus
position (of the fetus)	kindliche Einstellung, s. a. Tab. 3, S. 191
direct occipitoanterior position (OA)	dorsoanterioren Einstellung (PN gerade), s. a. Tab. 3, S. 191
direct occipitoposterior position (OP)	dorsoposterioren Einstellung (PN gerade), s. a. Tab. 3, S. 191
"face-to-pubes" (position)	„Sternlesgucker"
mentoanterior position	mentoanteriore Einstellung
occipitoanterior position (OA)	okzipitoanteriore Einstellung (PN gerade), s. a. Tab. 3, S. 191
occipitoposterior position (OP)	okzipitoposteriore Einstellung (PN gerade), s. a. Tab. 3, S. 191
right occipitoanterior position (ROA)	II. v. HHL, s. a. Tab. 3, S. 191
right occipitoposterior position (ROP)	II. hi. HHL, s. a. Tab. 3, S. 191
right occipitotransverse position (ROT)	PN quer, kl. Fontanelle rechts, Rücken rechts, s. a. Tab. 3, S. 191
posseting	spucken (direkt nach dem Stillen/Füttern)
posterior comissure	hintere Kommissur
postmaturity	Terminüberschreitung
post-mortem (examination)	Obduktion, s. a. autopsy
postnatal care	Wochenbettbetreuung
postnatal depression	postnatale Depression

postnatal exercise	Wochenbettgymnastik, Rückbildungsgymnastik
postnatal period	Wochenbett
postnatal ward	Wochenstation
postpartum blues	Babyblues
post-traumatic stress disorder	posttraumatische Belastungsstörung
postural hypotension	lagebedingte Hypotonie
postural techniques/manoevers	Lagerungstechnik (zur Wendung von BEL)
posture	Körperhaltung
potassium	Kalium
powder	Puder
pram	Kinderwagen, s. a. stroller
precipitate labour	überstürzte Geburt, Geburt in weniger als 2 h
pre-eclampsia	Präeklampsie
pregnancy	Schwangerschaft
abdominal pregnancy	Bauchhöhlenschwangerschaft
after 40 weeks, beyond term	Terminüberschreitung (40+1 bis 42+0 SSW)
duration of pregnancy	Schwangerschaftsdauer
extrauterine pregnancy	extrauterine Schwangerschaft
multiple pregnancy	Mehrlingsschwangerschaft
prolonged pregnancy	Übertragung (>42+0 SSW)
to go overdue	übertragen
termination of pregnancy	Schwangerschaftsabbruch
triplet pregnancy	Drillingsschwangerschaft
twin pregnancy	Zwillingsschwangerschaft
pregnancy test	Schwangerschaftstest
pregnancy-induced hypertension	schwangerschaftsinduzierte Hypertonie (SIH)
pregnant	schwanger
premedication	Prämedikation
premenstrual	prämenstruell
preparation	Präparat, Vorbereitung
oral preparation	oral anzuwendendes Präparat (Medikament)
prescription	Rezept
presentation (of the fetus)	Poleinstellung
breech presentation	Beckenendlage
brow presentation	Stirnlage

Englisch

compound presentation	mehr als ein vorangehendes Teil (z. B. Kopf und Hand, Steiß, Hand und Nabelschnur)
face presentation	Gesichtslage
footling presentation	Fußlage
knee presentation	Knielage
vertex presentation	Schädellage
presenting part	vorangehendes Kindsteil, s. a. denominator
preterm infant	Frühgeborenes
preterm	vor dem Termin
prevention	Prävention
primipara	Erstgebärende, s. a. first-time mother
privacy	Privatsphäre
lack of privacy	mangelnde Intimsphäre
progesterone	Progesteron
prognosis	Prognose
prolactin	Prolaktin
prone position	Bauchlage
prophylactic	prophylaktisch
prophylaxis	Prophylaxe
prostaglandin	Prostaglandin
protective effect	schützender Effekt
proteinuria	Proteinurie
psoriasis	Psoriasis
psychiatrist	PsychiaterIn
psychological wellbeing	psychisches Wohlbefinden
psychologist	PsychologIn
psychosis	Psychose
psychosomatic	psychosomatisch
psychotherapy	Psychotherapie
pubic arch	Schambogen
pubic shaving	Rasur der Schamhaare
pudendal block	Pudendusblock
puerperal fever	Puerperalfieber, Kindbettfieber
puerperal psychosis	Wochenbettpsychose
puerperal pyrexia	Fieber im Wochenbett
puerperal sepsis	Puerperalsepsis
pulmonary embolism	Lungenembolie
pulmonary maturity	Lungenreife

pulse	Puls
pupil	Pupille, Schüler
purulent	eitrig
pus	Eiter
push	drücken, pressen
urge to push	Pressdrang
pustule	Pustel
pyloric stenosis	Pylorusstenose
pyrexia	Anstieg der Körpertemperatur über 37,8 °C

Q

quadruplet pregnancy	Vierlingsschwangerschaft
quadruplets	Vierlinge
„quickening“	erste spürbare Kindsbewegungen
quintuplets	Fünflinge

R

radiant heater/warmer	Heizstrahler, s. a. heating lamp
rape	Vergewaltigung
rash	Ausschlag
raspberry leaf tea	Himbeerblättertee
raspberry mark	angeborenes Hämangiom
reading	Messwert
to take a reading	eine Messung vornehmen
record keeping	Krankenakte/Mutterpass führen, Dokumentation
rectal	rektal
rectum	Rektum
recumbent position	Rückenlage
recumbent	liegend
reddening	Rotwerden, sich röten
redness	Rotfärbung, Rötung
refer	überweisen
to refer a woman to a specialist	eine Frau an einen Spezialisten überweisen
referral	Überweisung
reflex	Reflex
refugee	Flüchtling
relapse	Rückfall
relatives	Verwandte

to relax	entspannen
relaxant	Relaxanz
relaxation technique	Entspannungstechnik
relaxation	Entspannung
relief	Erleichterung
remedies	Heilmittel
traditional remedies	traditionelle Heilmittel
renal angle tenderness	Nierenklopfschmerz
renal failure	Nierenversagen
renal	renal, zur Niere gehörig
reproduction	Reproduktion
reproductive organs	Reproduktionsorgane
residence entitlement	Aufenthaltsberechtigung
residence permit	Aufenthaltserlaubnis
resident house physician	OberärztIn, s. a. senior physician, assistant medical director
residual urine	Restharn
respiration	Atmung
respiratory distress syndrome (RDS)	Atemnotsyndrom (ANS)
respiratory system	Atemwege, Respirationstrakt
to rest	ruhen
restlessness	Unruhe
resuscitation bag	Ambubeutel
resuscitation	Wiederbelebung
retained products of conception (RPOC)	postpartal in utero verbliebene Gewebsreste
retardation	Retardierung
retching	Würgen
retention of urine	Harnverhalt
retinopathy	Retinopathie
retraction ring	Bandl'sche Furche, s. a. Bandl's ring
retroflexion	Retroflexion
retroplacental clot	retroplazentares Hämatom
Rhesus factor	Rhesus-Faktor
rhomboid of Michaelis	Michalische Raute
rickets	Rachitis, s. a. rachitis
rigor	Schüttelfrost
rooting reflex	Suchreflex (beim Neugeborenen)
round ligaments	runde Mutterbänder

rubber ring	Gummiring (Sitzring)
rubella	Röteln
rupture of membranes	Blasensprung
artificial rupture of membranes	künstliche Eröffnung der Fruchtblase, s. a. amniotomy
spontaneous rupture of membranes	spontaner Blasensprung
rupture	Ruptur

S

Sabine vaccination	Polioschluckimpfung
sacral promontory	Promontorium
sacroiliac joints	Iliosakralgelenke
sacrum	Kreuzbein
sagittal suture	Pfeilnaht
salary	Nettolohn
saliva	Speichel
Salk vaccine	Polio-Impfstoff zur intramuskulären Applikation (Erstimpfung bei Erwachsenen)
sample	Probe
blood sample	Blutprobe
urine sample	Urinprobe
scabies	Krätze, Scabies
scales	Waage
scalp electrode	Skalpelektrode
scalpel	Skalpell
scan	kurz für: Ultraschalluntersuchung
scar	Narbe
scarlet fever	Scharlach
Schultze expulsion of the placenta	Plazentalösung nach Schultze
sciatica	Ischiassyndrom, s. a. nerve root pain
scissors	Schere
screening test	Screening
scrotum	Skrotum
secretion	Sekretion
sedative	Sedativum
seizure	Krampfanfall
self-esteem	Selbstbewusstsein

self-help group	Selbsthilfegruppe
Sellick's manouevre	Krikoiddruck
semen	Samen
seminal fluid	Samenflüssigkeit
senior house officer	AssistenzärztIn, s. a. medical assistant
senior physician	OberärztIn, s. a. resident house physician, assistant medical director
sepsis	Sepsis
septicaemia	Septikämie
sequelae	Folgeerscheinungen, Folgen
long-term sequelea	Langzeitfolgen
short-term sequelae	kurzfristige Folgeerscheinungen
serum bilirubin level	Serumbilirubin-Spiegel
serum ferritin	Serumferritin
serum	Serum
sex	biologisches Geschlecht, Sex
sexual activity	sexuelle Aktivität
sexual intercourse	Geschlechtsverkehr
resumption of sexual intercourse	Wiederaufnahme des Geschlechtsverkehrs
sexually transmitted disease (STD)	sexuell übertragbare Krankheit
shared care	Schwangerenvorsorge durch ÄrztIn und Hebamme
shingels	Herpes zoster
shock	Schock
shoulder	Schulter
external rotation of the shoulders	äußere Rotation der Schultern
shoulder dystocia	Schulterdystokie
"show"	Zeichnungsblutung
shower	Dusche
to take a shower/bath	duschen/baden
sibling	Geschwister
sickle cell disease	Sichelzellanämie
sick	krank, übel
to be off sick	wegen Krankheit nicht zur Arbeit gehen
to be sick	sich übergeben

to fall sick/to be taken sick	krank werden
I feel sick.	Mir ist schlecht.
sickness	Krankheit, Übelkeit
sickness benefit	Krankengeld
sickness pay	Krankengeld
silver nitrate	Silbernitrat
Sims' position	stabile Seitenlage
single	alleinstehend
sitz bath	Sitzbad
skeleton	Skelett
skin	Haut
skull	knöcherner Schädel
sleep	Schlaf
sleeping bag	Schlafsack
small for date	für das Schwangerschaftsalter zu klein
small for gestational age baby	SGA-Kind
smallpox	Pocken
smear	Abstrich, s. a. swab
cervical smear	Zervixabstrich
vaginal smear	Vaginalabstrich, s. a. swab
smoking	Rauchen
to give up smoking	das Rauchen aufgeben
smoking cessation program	Raucherentwöhnungs-programm
social benefits	Sozialhilfe
social services (department)	Sozialamt
social worker	Sozialarbeiter
socioeconomic disadvantage	soziale Benachteiligung
solar plexus	Solarplexus
sonography	Sonografie
spasm	Spasmus
speculum	Spekulum
Spencer Wells artery forceps	anatomische Klemme
sperm	Sperma
sphincter	Sphinkter
spina bifida	Spina bifida
spinal cord	Rückenmark
spine	Wirbelsäule
spinnbarkeit	Spinnbarkeit
spleen	Milz
sponge-holding forceps	Tupferzange

spontaneous version	spontane Drehung (des Kindes in utero)
spoon feeding	Löffelfütterung
spotting	Schmierblutung
to squat	hocken
staff	Personal
state-recognised counselling centre	staatlich anerkannte Beratungsstelle
stenosis	Stenose
sterile	steril
sterilize	sterilisieren
sterilizer	Sterilisator
stethoscope	Stethoskop
stillbirth certificate	Totenschein, Bescheinigung über eine Totgeburt
stitch	Stich
to stitch up	nähen
to make some stitches	einige Stiche machen
stomach	Magen
stool	Stuhl
breast-feeding stool	Muttermilchstuhl
loose frequent stools	häufiger dünnflüssiger Stuhlgang
strawberry mark	kongenitales Hämangiom
stroller	Kinderwagen, s. a. pram
subinvolution	verzögerte Gebärmutterrückbildung, Subinvolutio uteri
sucking reflex	Saugreflex
to suckle	saugen
suction	Saugen, Absaugen
to clear the airways	die Atemwege frei machen, s. a. suction
suction catheter	Absaugkatheter
sudden onset	plötzlicher Beginn
suicide	Selbstmord, Suizid
supine hypotensive syndrome	Vena-cava-Syndrom
supine position	Rückenlage
supine	auf dem Rücken liegend
supplementary feed	Zufütterung
supply and demand	Nachfrage und Angebot

support	Unterstützung
lack of support	mangelnde/fehlende Unterstützung
state support	staatliche Unterstützung
to provide support	Unterstützung geben
support during labour	Unterstützung während der Geburt
suppository	Suppositorium, Zäpfchen
surfactant	Surfactant
surgery	Operation, Chirurgie, Sprechstunde (GB)
to undergo surgery	operiert werden, sich einer Operation unterziehen
(to) suture, s. a. to stitch up	Naht, nähen
continuous suture	fortlaufende Naht
interrupted suture	Einzelknopfnaht
to remove sutures	Fäden ziehen
suture material	Nahtmaterial
suture method	Nahttechnik
suturing technique	Nahttechnik
swab	Abstrich, s. a. smear
high vaginal swab (HVS)	Vaginalabstrich
to take a swab of	einen Abstrich nehmen von
sweat	Schweiß
symphysis (pubis)	Symphyse
symphysis pubis dysfunction (SPD)	Symphysenlockerung
symphysis pubis pain	Symphysenschmerz
symphysis-fundal distance/height (SFD)	Symphysen-Fundus-Abstand (SFA), s. a. fundal height
synclitism	Synklitismus
syphilis	Syphilis
syringe	Spritze
systolic	systolisch

T

tachycardia	Tachykardie
tachypnoea	Tachypnoe
tampon	Tampon, „Maus“
tape measure	Maßband
tax allowance	steuerlicher Freibetrag
tax-free allowance for children	Kinderfreibetrag

tearfulness	Weinerlichkeit
teat	Brustwarze, s. a. nipple
TED stockings	Kompressionsstrümpfe
teething	Zahnen
telemetry	Telemetrie
tender	druckempfindlich
tense	gespannt
tension	Spannung, Anspannung
term	(Geburts-)Termin
around term	um den Termin
at term	am Termin
before term	vor dem Termin
near term	kurz vor dem Termin
termination of pregnancy (TOP)	Schwangerschaftsabbruch
testicles	Hoden
tetanus	Tetanus
theatre	Operationssaal, s. a. operating room
therapy	Therapie
thermometer	Thermometer
thigh	Oberschenkel
thrombocytes	Thrombozyten, s. a. blood platelets
thrush	Soor
thyroid gland	Schilddrüse
tiredness	Müdigkeit
tissue	Gewebe
connective tissue	Bindegewebe
tocolytic drugs	Tokolytika
toddler	Kleinkind
tone	Tonus
muscle tone	Muskeltonus
tongue tie	verkürztes Zungenbändchen
tonic	tonisch
toothed dissecting forceps	chirurgische Pinzette
toxic	toxisch
toxin	Toxin
toxoplasmosis	Toxoplasmose
trace (fetal heart rate ~)	CTG-Streifen
trachea	Luftröhre, s. a. windpipe
transcutaneous blood gas monitoring	transkutane Sauerstoffsättigungs-Messung

transcutaneous electrical nerve stimulation (TENS)	transkutane elektrische Nervenstimulation (TENS)
transducer	Abnehmer, Schallkopf
transfer	Verlegung
transverse diameter	querer (Becken-)Durchmesser
trauma	Trauma, Verletzung
traumatic	traumatisch
treat	behandeln
treatment	Behandlung, Therapie
first line treatment	Behandlung der Wahl
to tremble	zittern
Trendelenburg position	Trendelenburglage
trial of labour	Versuch einer Spontangeburt (mit großzügiger Sectioindikation)
trichomoniasis	Trichomoniasis
trimester	Trimenon
triplets	Drillinge
trisomy	Trisomie
trochanteric belt	Korsett (bei Symphysenlockerung)
true conjugate	Conjugata vera
tub	Badewanne
tubal ligation	Tubenligatur
tube	Sonde
(intragastric) tube feeding	Sondenernährung
tuberculosis	Tuberkulose
twins	Zwillinge
conjoined twins, Siamese twins	siamesische Zwillinge

U

ultrasound (scan)	Ultraschalluntersuchung
umbilical cord	Nabelschnur
care of the umbilical cord	Nabelpflege
controlled cord traction	kontrollierter Zug an der Nabelschnur
cord prolapse	Nabelschnurvorfall
fetal blood sampling from the umbilical cord	Nabelschnurblutentnahme
prolapse of the umbilical cord	Nabelschnurvorfall, s. a. cord prolapse
umbilical scissors	Nabelschere

Englisch

umbilical	auf den Nabel bezogen
umbilicus	Nabel, s. a. belly button, navel, omphalus
unconscious	unbewusst, ohnmächtig
undernourished	unterernährt
underweight	Untergewicht
to be underweight	untergewichtig sein
unemployment benefit	Arbeitslosengeld
urethra	Urethra
urge to push	Pressdrang
urinanaylsis	Urinanalyse
urinary tract infection (UTI)	Harnwegsinfekt (HWI)
urine	Urin
blood stained urine	blutiger Urin
involuntary leakage of urine	unwillkürlicher Urinabgang
urine culture	Urinkultur
urine retention	Harnverhalt
uterine activity	Uterusaktivität
inadequate uterine activity	unzureichende uterine Aktivität, s. a. inadequate contractions
uterine cavity	Uterushöhle
uterine rupture	Uterusruptur
uterine stimulants	Wehenmittel, s. a. oxytocics
uterine tenderness	druckempfindlicher Uterus
uterus	Uterus
backward displacement of the uterus	retroflektierter Uterus
bicornuate uterus	Uterus bicornis
fundus uteri	Uterusfundus
incision of the uterus	chirurgische Eröffnung der Gebärmutter, s. a. hysterotomy
inversion of the uterus	Inversio uteri
lower uterine segment	unteres Uterinsegment
overdistended lower uterine segment	überdehntes/sehr dünn ausgezogenes unteres Uterinsegment
prolapse of the uterus	Gebärmuttervorfall
removal of the uterus	Entfernung der Gebärmutter, s. a. hysterectomy
upper uterine segment	oberes Uterinsegment

V

to vaccinate	impfen
vaccination schedule	Impfplan
vaccination	Impfung
vaccine	Impfstoff
triple vaccine	Dreifachimpfung
vacuum extraction delivery	Geburt per Vakuumextraktion
vacuum extractor	Vakuumextraktor, -gerät
vacuum pump	Vakuumpumpe
vagina	Vagina, Scheide
vaginal cone	Vaginalkonus
vaginal discharge/loss	vaginaler Ausfluss
irritating vaginal discharge	juckender vaginaler Ausfluss
offensive vaginal discharge	übel riechender vaginaler Ausfluss, s. a. vaginal loss
profuse vaginal discharge	starker vaginaler Ausfluss
vaginal examination	vaginale Untersuchung
to do/perform a vaginal examination	eine vaginale Untersuchung durchführen
vaginal tear	Scheidenriss
variability (baseline heart rate ~)	Oszillation
varicose vein	Varize
vasodilatory effect	vasodilatorischer Effekt
vena cava	Vena cava
venepuncture	Venenpunktion
ventilation	Beatmung
ventilator	Beatmungsgerät
ventricular septal defect	Ventrikelseptumdefekt
ventuouse delivery	Vakuumgeburt, Saugglockengeburt
vernix caseosa	Vernix caseosa, Käseschmiere
vertebrae	Wirbel
viable	lebensfähig
virgin	Jungfrau
visual disturbances	Sehstörungen, s. a. blurred vision
vitamin K prophylaxis	Vitamin-K-Prophylaxe
to void	Harnblase entleeren
voiding difficulties	Blasenentleerungsstörung
vomiting	Erbrechen

Englisch

W

waist	Taille
washcloth	Waschlappen
"water on the brain"	Wasserkopf
waterbirth	Wassergeburt
waters	Fruchtwasser (ugs.)
weaning	Entwöhnen, Abstillen
weight	Gewicht
to gain weight	Gewicht zunehmen
to lose weight	Gewicht abnehmen
weight gain (per week)	Gewichtszunahme (pro Woche)
weight loss	Gewichtsabnahme
Wharton's jelly	Wharton'sche Sulze
wheelchair	Rollstuhl
whooping cough	Keuchhusten
widowed	verwitwet
windpipe	Luftröhre, s. a. trachea
womb	Gebärmutter, Schoß, s. a. uterus
workplace	Arbeitsplatz
wound	Wunde
gaping wound edges	auseinanderklaffende Wundränder
to keep a wound clean and dry	eine Wunde trocken und sauber halten
wound dressing	Wundverband

Y

youth welfare department	Jugendamt

Abkürzungen

i. e. S.	im engeren Sinn
ugs.	umgangssprachlich
BE	British English
AE	American English
GB	Großbritannien
LT	Lebenstag
VT	vorangehendes (Kinds)Teil
LJ	Lebensjahr

Beurteilungsskalen und Maßeinheiten Deutsch – Englisch

Tab. 1 a Apgar-Schema

Zeichen/ Punkte	0	1	2
Hautfarbe	Blau oder weiß	Akrozyanose	Rosig
Herzaktion	Keine	< 100	> 100
Atmung	Keine	Langsam, unregelmäßig	gut
Reflexe beim Absaugen	Keine	Grimassieren	schreit
Muskeltonus	Schlaff	träge, wenige Bewegungen	Aktive Bewegungen

Tab. 1 b Apgar score

Sign / points scored	0	1	2
Skin colour	Blue or pale	Pink body with blue extremities	Completely pink
Heart rate per minute	Absent	Less than 100	Greater than 100
Respiratory effort	Absent	Slow, irregular gasps	Good, crying
Reflex irritability	No response	Grimacing	Cough or sneeze
Muscle tone	Limp	Some flexion	Active motion

Tab. 2 a Bishop-Score

Punktzahl	0	1	2	3
Muttermunds-weite (cm)	<1	1–2	2–4	>4
Zervixlänge (cm)	>4	2–4	1–2	<1
Leitstelle (cm)	Über Becken-eingang	Über Becken-eingang	Zwischen oberem und unterem Schoßfugen-rand	Schoß-fugen-rand oder tiefer
Konsistenz der Portio	rigide	mittel	weich	
Lage der Portio	sakral	mediosakral	zentriert	

Tab. 2 b Bishop score

Score	0	1	2	3
Cervical dilatation (cm)	<1	1–2	2–4	>4
Lenght of cervix (cm)	>4	2–4	1–2	<1
Station of presenting part (cm)	Spines -3	Spines -2	Spines -1	at or below spines
consistency	firm	average	soft	
position	posterior	central	anterior	

Tab. 3 Tastbefunde – vaginal examination

Einstellung des kindlichen Kopfes (Befund bei der vaginalen Untersuchung)	Position of the fetal head (result of vaginal examination)
Pfeilnaht gerade, dorsoposterior	OP: Occipitoposterior
Pfeilnaht gerade, dorsoanterior	OA: Occipitoanterior
Pfeilnaht quer, kl. Fontanelle links, Rücken links	LOT: left occipitotransverse
Pfeilnaht quer, kl. Fontanelle rechts, Rücken rechts	ROT: right occipitotransverse
Pfeilnaht im 1. schrägen Durchmesser, kl. Fontanelle führt, Rücken links (I. v. HHL)	LOA: left occipitoanterior
Pfeilnaht im 2. schrägen Durchmesser, gr. Fontanelle führt, Rücken links (I. hi. HHL)	LOP: left occipitoposterior
Pfeilnaht im 2. schrägen Durchmesser, kl. Fontanelle führt, Rücken rechts (II. v. HHL)	ROA: right occipitoanterior
Pfeilnaht im 1. schrägen Durchmesser, gr. Fontanelle führt, Rücken rechts (II. hi. HHL)	ROP: right occipitoposterior

Tab. 4 Umrechnungstabelle – conversion chart

Metrisches Maß	Britisches Maß
1 kg	2,2 lb (pounds)
0,453 kg	1 lb (pound)
1 kg	0,156 stones
6,384 kg	1 stone
28,35 g	1 ounce
100 g	3,53 ounces
1 cm	0,39 inches

Metrisches Maß	Britisches Maß
2,56 cm	1 inch
1 m	1,094 yards
0,91 m	1 yard
1 l	1, 75 pints
0,57 l	1 pint
1 l	0,22 gallons
4,55 l	1 gallon

Typische Fragen und Anweisungen

Begrüßung und Vorstellung

Hallo, ich heiße ...	Hello, my name is ....
Ich bin (Ihre) Hebamme.	I am (your) midwife.
Wie geht es Ihnen?	How are you? How do you feel?

Anamnese

Allgemein

Wie heißen Sie?	What is your name?
Wie ist Ihr Vorname?	What is your first name?
Wie ist Ihr Familienname?	What is your surname (BE)/ last name (AE)?
Wie ist Ihre Adresse/ Telefonnummer?	What is your address/ telephone number?
Wann/wo sind Sie geboren?	When/where were you born?
Wie alt sind Sie?	How old are you?
Welche Staatsangehörigkeit haben Sie?	What is your nationality?
Sind Sie verheiratet?	Are you married?
Sind Sie berufstätig?	Are you working?
Welchen Beruf üben Sie aus?	What is your occupation/job/ profession? What do you do for a living?
Bei welcher Krankenkasse sind Sie versichert?	What is the name of your health insurance company?

Eigenanamnese

Wie viel wiegen Sie?	How much do you weigh?
Wie groß sind Sie?	How tall are you?
Sind Sie schon mal operiert worden?	Have you had any surgery?
Haben Sie eine Allergie?	Do you have any allergies?

Leiden Sie an einer der folgenden Krankheiten? (*Vokabeln für verschiedene Erkrankungen: s. Vokabelliste)*	Do you have one of the following illnesses?
Gibt es in Ihrer Familie eine der folgenden Krankheiten? *(Vokabeln für verschiedene Erkrankungen: s. Vokabelliste*)	Are there any of the following illnesses in your family?
Rauchen Sie?	Do you smoke?
Wie viele Zigaretten rauchen Sie pro Tag?	How many cigarettes do you smoke per day?
Trinken Sie regelmäßig Alkohol?	Do you drink alcohol regularly?
Wie viele Gläser pro Tag?	How many glasses per day do you drink?
Nehmen Sie regelmäßig Medikamente?	Do you take any medication regularly?

Geburtstermin bestimmen

Wann war Ihre letzte Regel?	What is the date of your last menstrual period?
War die Blutung so stark wie immer?	Was your bleeding/blood as heavy as usual?
War Ihr Zyklus regelmäßig?	Did you have a regular menstrual cycle?
Wann ist der errechnete Geburtstermin?	What is your estimated date of delivery?

Geburtshilfliche Anamnese

Ist das Ihre erste Schwangerschaft?	Is this your first pregnancy?
Hatten Sie schon mal eine Fehlgeburt / einen Schwangerschaftsabbruch?	Have you had a miscarriage or termination of pregnancy in the past?
Ist das Ihr erstes Kind?	Is this your first child?
Ist das andere Kind/sind die anderen Kinder spontan geboren?	Did you have a normal delivery with the other child/children?
Ist es ein Junge oder ein Mädchen?	Do you have a boy/a girl at home?

Wie schwer war er/ sie bei der Geburt?	What was his/her birth weight?
Warum wurde ein Kaiserschnitt/ eine Zange/eine Saugglocke eingesetzt?	Why was the forceps delivery/ the vacuum extraction/the caesarean section performed?
Ist das andere Kind/ sind die anderen Kinder am Termin geboren?	Was your other child/were the other children born at term?
Gab es Probleme bei der Geburt?	Were there any problems during labour and/or birth?
Wie lange hat die Geburt gedauert?	How long were you in labour? How long did your labour last?
Gab es Probleme in einer der vorherigen Schwangerschaften? *(Vokabeln für verschiedene Erkrankungen: s. Vokabelliste)*	Have you had any problems in your previous pregnancies?
Haben Sie Ihr Kind/ Ihre Kinder gestillt?	Did you breastfeed your child/ your children?
Wenn ja, wie lange?	If yes, for how long?
Wie ist Ihre bisherige Schwangerschaft verlaufen?	How has this pregnancy been so far?
Hatten Sie bisher Probleme in dieser Schwangerschaft? *(Vokabeln für verschiedene Erkrankungen: s. Vokabelliste)*	Have you had any problems in this pregnancy so far?
Waren Sie während der Schwangerschaft stationär im Krankenhaus?	Have you been hospitalized in this pregnancy?

Untersuchungen in der Schangerschaft

Ihre Schwangerschaft verläuft gut.	Your pregnancy is progressing well.
Ihr Blutdruck ist normal/ etwas zu hoch.	Your blood pressure is o.k./ slightly too high.
Der Urinstix ist unauffällig.	The dipstick test is o.k.
Ihrem Kind geht es gut.	Your baby is well.
Der Kopf des Kindes ist in das Becken eingetreten („der Kopf ist fest“).	The baby's head is engaged.

Ihr Muttermund ist noch geschlossen.	The cervix is not yet dilated.
Ich möchte mir Ihren Bauch ansehen.	I would like to have a look at your belly.
Ich schaue jetzt, wie das Kind liegt.	I will check the baby's lie.
Ich werde Sie zu einer ÄrztIn überweisen.	I will refer you to a doctor.
Viele Frauen bekommen ihr Kind erst nach dem Termin.	It is quite common for women to go past their due date.

Geburt

Geburtsbeginn

Seit wann haben Sie Wehen?	When did the (painful) contractions start?
Wie oft kommen die Wehen?	How often are your contractions coming?
Kommen die Wehen regelmäßig?	Do the contractions occur regularly?
Seit wann sind die Wehen so stark wie jetzt?	When did the contractions become as painful as they are now?
Wie lang dauert eine Wehe?	How long does a contraction last?
Wo tun die Wehen am meisten weh?	Where do you feel the contractions most?
Hatten Sie eine Zeichnungsblutung?	Have you noticed a bloody show?
Ist der Schleimpfropf abgegangen?	Have you passed a mucous plug?
Ist die Fruchtblase gesprungen?	Have your waters broken?
Welche Farbe hatte das Fruchtwasser?	What was the colour of the amniotic fluid?

Allgemeine Anweisungen, Fragen, Erklärungen

Bitte legen Sie sich hin.	Please lie down.
Bitte legen Sie sich auf die rechte/linke Seite.	Please lie on your right/left side.

Ziehen Sie bitte die Hose/den Rock und die Unterhose aus.	Please take off your trousers/ your skirt and your underwear.
Soll ich Ihren Mann/ Partner anrufen?	Shall I call your husband/ partner?
Die ÄrztIn kommt gleich.	The doctor is coming at any moment.

Anweisungen, Fragen, Erklärungen im Geburtsverlauf

Möchten Sie ein Bad nehmen?	Do you want to take a bath?
Möchten Sie etwas essen/ trinken?	Would you like something to eat/drink?
Möchten Sie ein Glas Wasser/ einen Tee?	Would you like a glass of water/ a cup of tea?
Brauchen Sie noch irgendetwas?	Do you need anything else?
Kann ich noch etwas für Sie tun?	Is there anything else I can do for you?
Soll ich Ihnen den Rücken massieren?	Would you like me to massage your back?
Tut Ihnen das gut?	Does that feel good?
Möchten Sie sich hinsetzen/ auf den Pezziball setzen/ hinstellen/hinlegen?	Do you want to sit down/on the Pezziball/to stand up/to lie down?
Es wäre gut, wenn Sie noch mal zur Toilette gingen.	It would be good if you could go to the toilet.
Versuchen Sie, langsamer zu atmen.	Try to breathe more slowly.
Versuchen Sie, tief in den Bauch zu atmen.	Try to take a deep breath.
Möchten Sie ein Schmerzmittel?	Do you want a painkiller?
Haben Sie Pressdrang?	Do you feel an urge to push?
Es dauert nicht mehr lange.	It will not be long until your baby is born.
Es wird noch etwas dauern.	It will still take some time.
Ich kann nicht genau sagen, wie lange es noch dauern wird.	I cannot tell you exactly how long it will take.

Mut zusprechen, loben, beruhigen

Das kann etwas unangenehm sein.	This may be a bit uncomfortable.
Sie brauchen keine Angst haben.	You don't need to be afraid.
Sie müssen sich keine Sorgen machen.	You don't have to worry.
Ihrem Kind geht es gut.	Your baby is doing well.
Sie machen das sehr gut.	You are coping very well.
Sie haben schon sehr viel geschafft.	You have already gone a long way. Your labour is already well advanced.
Es geht gut voran.	Labour is progressing well.

Untersuchungen und Maßnahmen während der Geburt

Ich messe Ihnen jetzt den Blutdruck.	I will take a blood pressure reading.
Ich werde jetzt ein CTG schreiben.	I will do a CTG.
Ich werde Ihnen jetzt Blut abnehmen.	I will take a blood sample.
Ich möchte Sie vaginal untersuchen.	I would like to do a vaginal examination.
Sie haben einen Blasensprung.	Your waters have broken.
Die Geburt muss eingeleitet werden.	Your labour will need to be induced / You will need to have your labour induced.
Sie bekommen ein Gel in die Scheide gelegt.	A gel will be put into your vagina during the vaginal examination.
Die Herztöne des Kindes sind gut/nicht gut.	The heart rate of your baby is o.k./is not o.k.
Ich gebe Ihnen jetzt eine Spritze.	I will give you an injection.
Sie werden die Schmerzen noch spüren, aber weniger stark.	You will still feel the pain but not as strong as before.
Der Muttermund ist jetzt x cm geöffnet.	The cervix is x cm dilated.
Der Kopf muss noch tiefer kommen.	The head still needs to descend.
Das Köpfchen tritt tiefer.	The head is descending.
Das Köpfchen ist schon zu sehen.	I can see the baby's head.
Ziehen Sie die Knie an die Brust.	Put your knees to your chest.

Wenn eine Wehe kommt, drücken Sie nach Gefühl/kräftig mit.	When the next contraction comes and you feel the urge to bear down, just push as you feel/you have to push strongly.
Nicht mehr drücken!	Do not push any more! Stop pushing!
Wir müssen das Kind jetzt mit einer Saugglocke/einer Zange holen.	We need to do a vacuum extraction/a forceps.
Wir müssen einen Kaiserschnitt machen.	We need to do a caesarean.

Nach der Geburt

Ich habe einen Dammschnitt gemacht.	I performed an episiotomy.
Der Damm muss genäht werden.	The perineum needs suturing.
Sie bekommen eine lokale Betäubung.	You will get a local anaesthetic.
Möchten Sie Ihr Kind jetzt anlegen?	Do you want to put your baby to the breast?

Wochenbettbetreuung

Einleitende Fragen beim Wochenbettbesuch

Wie ist es Ihnen seit meinem letzten Besuch ergangen?	How did you fare since my last visit?
Wie war die Geburt?	How was your delivery?
Wo kann ich mir die Hände waschen?	Where can I wash my hands?

Ruhe und Schonung

Fühlen Sie sich erschöpft?	Do you feel exhausted?
Wie oft kommt Ihr Kind nachts?	How many feeds does your baby need at night?
Wieviel Schlaf bekommen Sie?	How much sleep do you get?
Versuchen Sie zu schlafen, wenn Ihr Kind schläft.	Try to take a nap while your baby is sleeping.

Dass Sie sich ausruhen, ist wichtiger als eine aufgeräumte Wohnung.	It is more important for you to rest than to clean up.

Uterus, Lochien, Geburtsverletzungen

Haben Sie Probleme mit dem Dammschnitt/der Sectionaht?	Do you have any problems with the episiotomy/the stitches/ the caesarean scar?
Ich möchte einmal nach der Gebärmutter tasten.	I would like to palpate the uterus.
Tut das weh?	Does that hurt?
Haben Sie Schmerzen?	Do you have any pain?
Wie stark ist die Blutung?	How heavy is your bleeding?
Ist ein Blutkoagel abgegangen?	Have you passed a blood clot?
Welche Farbe hat der Wochenfluss?	What colour is your lochia/ bleeding?
Riecht der Wochenfluss unangenehm?	Does the blood/lochia have an offensive smell?

Ausscheidungsfunktionen

Haben Sie Schmerzen beim Wasserlassen?	Does it hurt when you are passing urine? Is urination painful?
Haben Sie Probleme beim Stuhlgang?	Do you have any bowel problems?

Kind

Wie oft sind die Windeln nass?	How often does your baby have a wet nappy?
Welche Farbe hat der Stuhlgang?	What is the colour of your baby's stool?
Wie häufig wechseln Sie die Windeln?	How often do you change your baby's nappy?
Möchten Sie Ihr Kind baden?	Would you like to bath your baby?
Der Nabel muss vor allem sauber und trocken gehalten werden.	The navel/belly button needs to be kept clean and dry.
Der Nabelschnurrest fällt nach ein paar Tagen von selbst ab.	The cord will fall off by itself in a few days.

Was haben Sie gegessen?	What did you eat?
Haben Sie eine KinderärztIn?	Who is your paediatrician?

Stillen

Fühlen Sie sich erkältet?	Do you feel like you are getting a cold?
Wic oft trinkt Ihr Kind am Tag?	IIow often do you feed your baby per day?
Wie groß sind die Zeitabstände zwischen den Mahlzeiten?	How long are the intervals between feeds?
Es ist wichtig, dass Sie selbst bequem sitzen oder liegen.	It is important that your position is comfortable.
Lagern Sie Ihr Kind so, dass Kopf und Schultern des Babys der Brust zugewandt sind.	Place your child in a way that your baby's head and shoulders face your breast.
Die Nase des Kindes sollte auf Höhe der Brustwarze sein.	The baby's nose should be at the same level as the nipple.
Der Kopf des Kindes sollte beim Trinken nicht abgeknickt sein.	Your baby's head should not be flexed while feeding.
Ohr, Schulter und Hüfte sollten eine Linie bilden.	Ear, shoulder and hip should be in one line.
Halten Sie Ihre Brust im so genannten C-Griff.	Support your breast using the C-grip.
Lassen Sie Ihr Kind mit der Oberlippe die Brustwarze berühren bis es den Mund weit aufmacht.	Let your baby's upper lip touch your nipple until he/she opens his/her mouth widely.
Dann bringen Sie es mit einer zügigen Bewegung zur Brust.	Then bring your baby quickly to your breast.
Ihr Kind soll nicht nur die Brustwarze, sondern auch einen Teil des umliegenden Gewebes im Mund haben.	The nipple and as much of the surrounding tissue as possible should be in your baby's mouth.
Die Lippen sollten ausgestülpt sein, die Nasenspitze und das Kinn sollten die Brust berühren.	The lips should be turned out, baby's nose and chin touch the breast, baby's tongue should be under the nipple.

Wenn Sie den Kopf beim Stillen halten, legen Sie Ihre Finger geschlossen um den Hinterkopf, nicht in den Nacken oder an die Wangen.	When you support your baby's head take care that you place your fingers at the back of the head not at the neck or the cheeks.
Legen Sie Ihr Kind so an, dass das Kinn zur gestauten Stelle zeigt.	Position your baby in a way that his/her chin massages the lump while sucking.
Wieviel trinken Sie in 24h?	How much do you drink in 24h?
Ist der Urin hell oder dunkel?	Is the colour of the urine dark?

Die deutsche Übersetzung der Elterninformationen finden Sie im Anhang, S. 223 ff.

Elterninfo 1: Schwangerenvorsorge

Information for parents 1: Antenatal care

Dear woman,

in Germany every pregnant woman is entitled to regular medical care, counselling and assistance from a midwife *(Hebamme)* or a gynaecologist *(Frauenärztin/Frauenarzt)*. This service is called antenatal care *(Schwangerenvorsorge)*. It is paid for by your health insurance company or by the social services *(Sozialamt)* if you do not have medical insurance.

What happens at antenatal care appointments?

- You will get information and advice about the course of your pregnancy and about what you can do for your and your baby's health.
- The midwife or gynaecologist will monitor your wellbeing and that of your baby throughout your pregnancy.
- The midwife or gynaecologist will check your blood pressure and take blood and urine samples for analysis. They check whether your child is growing well either by abdominal examination (midwife) or by ultrasound (gynaecologist).
- You will be given a booklet, called *Mutterpass*, where the results of the antenatal examinations will be documented. You should always carry this Mutterpass with you throughout your pregnancy.

During the antenatal appointments you can discuss all your questions concerning your pregnancy, birth and the postnatal period with the midwife or the doctor. It may be a good idea to write down your questions beforehand so you will not forget them.
The midwife and the gynaecologist are bound by medical confidentiality. Therefore they are not allowed to pass on any information regarding their clients. This means that no-one will get to know what you discuss with your midwife or doctor, unless you wish so.

Elterninfo 2: Beratung in der Schwangerschaft

Information for parents 2: Counselling in pregnancy

Dear woman,

if your pregnancy unsettles or emotionally stresses you, it may reassure you to talk to someone about it. This could be your friends or your family but sometimes it may also be good to talk to someone else.
You can always discuss your questions with your midwife or your doctor. Furthermore there are a number of counselling centres in Germany where you are told all you need to know about social benefits and financial aid you and your child can receive before and after the birth. These counselling centres can also help you if you are in serious trouble and are not sure whether you are able to continue the pregnancy.

Doctors, midwives and counsellors are bound by (medical) confidentiality. This means that no-one will get to know what you discuss with your midwife, doctor or counsellor, unless you wish so. In the counselling centres you do not even need to say your name. Should you have language problems the counsellors will try to call an interpreter. If you wish you can bring someone along whom you trust to help with the translation.

Here are some of the **institutions** that offer counselling services:

- pro familia
- Arbeiterwohlfahrt (AWO)
- Deutscher Paritätischer Wohlfahrtsverband
- Deutsches Rotes Kreuz (DRK)
- Diakonisches Werk

You will find the local addresses and telephone numbers in the telephone directory.

Elterninfo 3: Wo soll mein Kind zur Welt kommen?

Information for parents 3: Where will I have my baby?

Dear woman,

In Germany the majority of women give birth in a hospital. If you have an uncomplicated pregnancy you can also decide to have your baby in a birth centre or at home with a midwife.

Your health insurance company (or the social services if you do not have a health insurance) will pay for a birth in hospital. For a birth centre birth or a home birth you will often have to pay a certain amount yourself.

In **hospital** you will receive care during labour from a midwife and a doctor. The wellbeing of your baby will be monitored with technical equipment and there will be a number of pain relief methods available.
If you want to give birth in hospital it is recommended that you make an appointment with the hospital of your choice while you are pregnant. However, if you show up for the first time when you are already in labour they will not send you away.

If you decide to deliver in a **birth centre** you will receive one-to-one midwifery care during labour. If you opt for **home birth** the midwife will come to your home. She will stay with you until the baby is born and during the first few hours after birth. The midwife will monitor the labour progress as well as your and your baby's wellbeing. Should complications arise she will transfer you to a hospital or call a doctor.
If you want to give birth in a birth centre or at home you should look for a midwife early in pregnancy.

There are **lists of practising midwives** (Hebammenlisten) in many cities and regions. You will find them in counselling centres such as pro familia, the local public health departments (Gesundheitsämter) and sometimes in gynaecologist practices. You can also call the Hebammenlandesverband (local midwives association) and ask them to send you a list.

Elterninfo 4: Vorgeburtliche Diagnostik

Information for parents 4: Screening for fetal abnormalities

Dear woman,

„Will our baby be alright?“ is a question that preoccupies all expectant parents. The vast majority of newborn babies is perfectly healthy. Only very few will be affected by congenital abnormalities. And only few of these conditions can be identified in pregnancy and of these only very few can be treated before birth. Termination of pregnancy is often the only „therapy“ available.

In German antenatal care you will be offered a number of **screenings and diagnostic tests** that look for possible problems and abnormalities. The conditions that are most likely to be detected are Down's syndrome and spina bifida.

For the screening test your doctor will either take a blood sample or do an ultrasound scan. The most common diagnostic tests are the amniocentesis and a specific ultrasound examination. Some of these tests are covered by your health insurance, for others you will have to pay yourself.

The screening tests can not tell you whether your child is affected or not. They can only suggest whether you have an increased risk of having an affected baby. Women with an increased risk are offered one of the diagnostic tests that will give more information on whether the child really has the condition. However, these diagnostic tests cannot tell the degree to which the baby might be affected.

Before you decide whether you have the screening test or not **ask yourself**

- Do I really want the information offered by the screening test?
- What would I do if my baby had Down's syndrome or spina bifida?
- How do I feel about having a child with a disability?

Take your time before making a decision. Discuss the issue with your partner. Discuss the advantages and disadvantages of these tests with people from a counselling centre, with your midwife or your doctor.

Elterninfo 5: Rauchen in der Schwangerschaft

Informations for parents 5: Smoking in pregnancy

Dear woman,

smoking in pregnancy is bad for your own and your baby's health. For one third of women who smoke pregnancy is a good reason to stop smoking. Others, however, have difficulties in giving up this habit for different reasons.

To stop smoking has many advantages for you and your child.

Advantages for your unborn baby:
- decreased risk for abort, preterm birth and stillbirth
- better chance of normal birthweight

Advantages for your baby of not being exposed to cigarette smoke **after birth:**
- lower risk for cot death
- less likely to get bronchitis and other infections of the respiratory system
- less likely to get chronic middle ear infections
- less likely to get asthma or allergies

Advantages for you:
- better chance for an uncomplicated pregnancy
- less likely to get coughs and colds
- better overall wellbeing
- lower risk of getting lung cancer, heart diseases, strokes, chronic lung diseases

It is not always easy to stop smoking. However, failed attempts should not discourage you. Research has shown that to stop smoking is more likely to be successful if you are well prepared:

- **Announce it:** Let the people around you know that you plan to give up smoking. It would be ideal if you find someone who also wants to quit smoking.
- **Delay:** If you feel the urge to smoke a cigarette, breathe deeply five to ten times or try a short relaxation exercise. This can help to decrease the desire.
- **Distract:** Try to do something else instead every time you feel the desire to smoke a cigarette.
- **Avoid:** Try to avoid situations in which you usually have the desire to smoke.

Do not overburden yourself! Each day that you do not smoke and each cigarette you do not smoke is a success! One very important thing is that you create a smoke-free area for your baby (do not smoke in the sleeping and the children's room, air the rooms, do not smoke in the presence of your child).

Ask your midwife or doctor for advice. There are also a number of institutions that offer smoking cessation support.

Elterninfo 6: Alkohol in der Schwangerschaft

Information for parents 6: Alcohol in pregnancy

Dear woman,

there is a general consensus that pregnant women should not drink alcohol excessively because it is harmful for the unborn child. However, the debate continues whether small amounts of alcohol are already harmful. It is not known how much alcohol is „too much".

Many women have no problems to drink no alcohol at all in pregnancy. For others, however, alcohol is part of their social life and it is difficult for them to cut down or give it up altogether.

Alcohol is measured in so called units. If you are generally healthy and drink 1–2 units per week this will not, as far as we know today, harm your baby. However, it is not a good idea to "save up" the units because drinking a lot of alcohol in a short time carries a higher risk for harmful effects on the baby.
The risks from drinking alcohol to your baby are higher if you also smoke, do not eat a balanced diet or use drugs.
Regular heavy drinking during pregnancy can seriously harm your baby.

One unit of alcohol (8 g alcohol) is contained in the following drinks:

- 1 small glass of beer (0,3 l)
- 1 small glass of strong beer or lager (0,15 l)
- 1 small glass of wine
- 1 small glass of sherry
- 1 single measure of spirits

When you drink alcohol you need to be aware of the following aspects:

- **the size of the glass:** if you drink alcohol at home, your glass often holds more units than that in a restaurant. A rule of thumb is to count a drink poured at home that would have 1 unit of alcohol in a restaurant as a drink with 2 or 3 units.
- **the concentration of alcohol:** alcoholic beverages vary a lot in their alcohol concentration. This means that drinks with a higher concentration contain more units of alcohol in the same quantity than those with a lower concentration
- **your bodyweight:** if you only weigh 50 to 60 kg, one unit of alcohol will have more effect on you and your baby than on a woman who weighs 80 to 90 kg. However, that does not mean, that heavier women can automatically drink more alcohol without this having an effect.

If you have any questions concerning the issue of alcohol drinking in pregnancy, discuss them with your midwife or your doctor. If you drink frequently or if you have difficulties in abstaining from alcohol it may be helpful to make use of specialist counselling services.

Elterninfo 7: Stillen oder Flaschennahrung

Information for parents 7: Breast or bottle?

Dear parents,

breast milk is better for your baby's overall health and development than formula milk. It is recommended to breastfeed your baby exclusively during the first six months of life. When you start giving your child solid food it is recommended to continue to breastfeed. However, your decision about how to feed your baby will also depend on other factors.

Advantages of breastfeeding

- breast milk protects your baby from serious illnesses such as diarrhoea, vomiting, ear, chest and urine infections
- breastfeeding decreases the risk of your child developing an allergy
- breastfeeding helps you to lose any extra weight that you may have gained during pregnancy
- breastfeeding encourages a close relationship between you and your child
- breastmilk is readily available at any time and any place
- breastfeeding supports the involution of the uterus

Disadvantages of breastfeeding

- some blood-borne illnesses (such as HIV, Hepatitis B) and certain types of drugs can be passed on to your baby with the breast milk

Many women plan to breastfeed their child but are uncertain whether they are able to do that. In fact, 98 out of 100 women can breastfeed. Less than 2% are not able to produce sufficient milk for their baby for biological reasons, however, this is what the majority of women worry about. There are many other factors that may have an influence on breastfeeding success. Difficulties can relate to the social environment, to the woman's body image or the baby's weight and needs.

Although breastfeeding is thought to be 'natural' it is actually a skill that needs support from others.

Advantages of formula milk
- formula milk can be given by other persons than you
- the baby might sleep longer between the feeds

Disadvantages of formula milk
- formula-fed children are more likely to suffer from serious illnesses
- formula-fed children from families with a history of allergies are more likely to develop an allergy themselves than breastfed babies
- formula feeds need to be prepared, the utensils need to be cleaned and sterilised
- mistakes can be made when preparing formula feeds
- the baby is more likely to become overweight in childhood
- formula milk costs money

Although it is recommended to exclusively breastfeed your baby in the first six months any shorter period is also good for your child. Even if you begin to bottle feed your baby directly after birth, it is still possible to start breastfeeding if you change your mind during the first days of life.

Discuss the issue of feeding your baby with your midwife. You can do this already while you are still pregnant. It might be a good idea to involve your partner.

Elterninfo 8: Vorbeugende Maßnahmen beim Neugeborenen

Information for parents 8: Preventive measures in newborns

Dear parents,

after your baby is born your midwife will ask you if your baby shall have one or both of two preventive measures: the vitamin-K-prophylaxis and the eye infection prophylaxis.

Vitamin K prophylaxis

The vitamin K prophylaxis is normally given by mouth. Your baby will have three doses (two drops per dose) of vitamin K. The first dose is given shortly after your baby is born, the next after 3 to 10 days and the last after 4 to 6 weeks. Unwanted side effects are very rare. It is important that your baby receives all three doses for the prophylaxis to be effective.

Vitamin K helps blood to clot. When vitamin-K-levels are low, a so called vitamin K deficiency bleeding can occur. It is also called haemorrhagic disease of the newborn (HDN). In healthy newborns this happens only very rarely. HDN can cause bleeding from the gut or into the brain. The latter may lead to brain damage or even death. The vitamin K prophylaxis helps to prevent this bleeding.

Babies receive vitamin K with the breast milk. Formula milk has always vitamin K added. The vitamin K concentration in breastmilk is highest in the milk that is produced in the first days after birth (colostrum) and in the higher calorie milk (hindmilk) that your baby only gets when he or she has fed for a few minutes at one breast. Therefore it is important to breastfeed your child from the first day on so that he or she receives colostrum. Later you should ensure that your baby empties the first breast in order to receive hindmilk.

Vitamin K levels in breastmilk depend on what you eat and if you take medication. A balanced diet with lots of green vegetables is good for vitamin K levels. Certain medication can hinder your baby's vitamin K intake. Finally, your baby's vitamin K requirement may be higher after a stressful labour or when he or she is born preterm.

Eye infection prophylaxis
For eye infection prophylaxis your child will in some hospitals receive eyedrops or eye ointment once.

The prophylaxis is intended as a precaution against any bacteria or virus which may have been transmitted from the birth canal to the baby's eyes. These bacteria or viruses can cause an eye infection which may lead, in extreme cases, to blindness in the infant. Some professionals recommend this preventive measure. Others say that it is not necessary for all children since there are nowadays effective ways to treat eye infections. However, for the treatment to be effective the infection has to be identified in time. Therefore there has to be someone who looks after your baby daily in the first days of your baby's life. This could for example be done by a midwife making homevisits.

Babies used to receive **silver nitrate drops**, the so called Credé prophylaxis. There are still doctors and midwives who administer them, however, the available research suggests that there are more effective treatments. Although they do help against some bacteria they are not effective against those that are today the most common cause for eye infections (chlamydia). Today antibiotic eye ointments are often given. These are effective in treating infections caused by chlamydia but there are other bacteria and viruses where they do not help.

It may be a good idea to discuss these preventive measures with your midwife or your doctor in pregnancy.

Elterninfo 9: Betreuung nach der Geburt

Information for parents 9: Postnatal care

Dear woman,

when your baby is born you are entitled to **homevisits of a midwife** during the first eight weeks and while you are breastfeeding. Your health insurance (or the social services (*Sozialamt*) if you do not have medical insurance) will pay for these visits.

The midwife will monitor the normal progress of the physical and psychological changes after the birth of your child. She also monitors the health und wellbeing of your baby, helps you with breastfeeding or bottlefeeding and discusses all the questions that you may have during this time.

It is advisable to look for a midwife who will come to see you at home after the birth of your baby early, preferably in pregnancy. There are **lists of practising midwives** (*Hebammenliste*) in many cities and regions. You will find them in counselling centres such as pro familia, the local public health departments and sometimes in gynaecologist practices. You can also look them up on the Internet. Or you can contact the *Hebammenlandesverband* (local midwives association) and ask them to send you a list.

Elterninfo 10: Vorsorgeuntersuchungen beim Kind

Information for parents 10: Health check ups for the newborn and infant

Dear parents,

in Germany it is recommended that your baby is regularly seen by a **paediatrician**. He or she will check on your child's health and normal development. Your health insurance (or the social services if you do not have medical insurance) pays for these examinations.

After your baby is born the midwife or the clinic staff will give you a **yellow booklet**, called *Kinderuntersuchungsheft*, that you should have with you when you go to see the paediatrician. You will find the dates for the routine health check-ups in this booklet. Furthermore the doctor will note the results of the examinations in this booklet.

Overall **9 health check-ups** (U1 to U9) are scheduled until your child is five years old.

- **U1:** directly after the baby is born, usually done by the attending midwife
- **U2:** 3rd to 10th day of life
- **U3:** 4th to 6th week
- **U4:** 3rd to 4th month
- **U5:** 6th to 7th month
- **U6:** 10th to 12th month
- **U7:** 21th to 24th month
- **U8:** 43th to 48th month
- **U9:** 60th to 64th month

Elterninfo 11: Plötzlicher Kindstod

Information for parents 11: Cot death

Dear parents,

Cot Death (or SIDS, Sudden Infant Death Syndrome) is the term for the sudden death of an apparently healthy infant under 1 year of age that remains unexplained after a complete examination.

Fortunately, cot death is very rare. However, it is the most frequent cause of death in the first year and is a very tragic event for the whole family. The exact reasons why cot death occurs are not known but there are things you can do to lower the risk for your baby.

Lie your baby on her or his back to sleep, not on his or her belly or side. You do not need to worry that your baby may choke on spit up or vomit when sleeping on his or her back. When your baby is awake you can and should also lie him or her on his or her belly to train the muscles of the neck and back.

Do not use a pillow, a duvet or loose covers, because your baby may pull them over his or her head or may slip underneath them. Do not use a 'baby nest' or soft mattress and avoid putting many soft toys in your baby's bed. Your baby sleeps best and safest on a firm mattress and in a baby sleeping bag that is right for your baby's size and the room temperature.

The room temperature should lie between 16 and 18 °C. In order to check whether your baby is too hot or too cold, touch him or her between the shoulders or on the back of his or her neck. The skin should be warm but not sweaty. It is alright when the nose and hands are a bit cool.

Share a room with your baby until he or she is at least 6 months old. A cot next to your bed is best.

You can also share a bed with your baby. However, you should not do this when you or your partner are smokers, when you are very tired, when you are taking medication that can make you drowsy or when you have drunken any alcohol. Avoid falling asleep on a sofa with your baby.

Create a smoke-free area around your baby. The risk for cot death increases with each cigarette smoked. Try to stop smoking already during pregnancy and to avoid places where people smoke a lot. Do not let anyone smoke in the same room as your baby. Declare (at least) the baby's and the sleeping room a "smoke-free area".

Breastfeed your child. It is recommended to exclusively breastfeed your baby until he or she is 6 months old. Breast milk protects your baby against allergies and infections and reduces the risk of cot death.

Cot death is uncommon and becomes rare after the age of 5 months - about the time when babies are able to roll over and move a bit. Do not let the worry of cot death spoil the precious time of getting to know your new baby. But the simple measures described above will reduce the small risk of cot death even further.

If you have any questions regarding cot death, discuss them with your midwife, your doctor or go to a counselling centre for mothers and children *(Mütterberatungsstelle)*.

Elterninfo 12: Säuglingspflege

Information for parents 12: Babycare

Dear parents,

there are some things you should consider when caring for your baby.

Nappy changing, washing and bathing

- Always wash your hands with soap before you change your baby's nappies, wash or bath him or her. You do not have to use a disinfectant at home. In the first months it is good to have a radiant heater above the changing table so that your baby does not get cold when you undress him or her.
- When you change nappies it is enough to clean the nappy area with a wash cloth and tepid water. You should change the washcloth daily. If cleaning with water is not enough, you may add a little oil (for example salad oil) to the water. Be sure to wipe from front to back when cleaning the nappy area.
- Dry the nappy area gently with a soft and clean cloth. It should be as dry as possible before putting on the new nappy. You do not need to apply creams or powder when the nappy area is not red or sore.
- If the nappy area is sore you should change the nappies more often and leave the skin open to the air as much as possible. A cream may be helpful. Let your midwife advise you on what to use.
- You may bath your baby once or several times a week for 5 to 10 minutes. You should not add bath salts in the first months of life. The water temperature should be 37 °C. Let the clinic staff or your midwife show you how to hold your baby while bathing him or her and how to dry your baby after the bath. It is a good idea to use a warm towel for drying your baby. For skin care you may use an appropriate oil or cream. Ask your midwife what is best.

- The umbilical stump mainly needs to be kept clean and dry. If the skin around the navel is not red, cleaning with cold or warm (not hot!) sterile (boiled) water is enough. The umbilical stump usually falls off by itself after 3 to 10 days but it may also take longer. Let the clinic staff or your midwife show you the umbilical cord care.

Clothes
- In the first days wrap your baby in a thin blanket, you may also put on a cotton or silk baby cap. If your baby's hands and feet are cold you should take warmer clothes.
- You can see that your baby is too hot when he or she has a red face and sweaty hair and neck. He or she may also be restless or crying.

Sleeping place
- Your baby should share your sleeping room. He or she should sleep on a firm mattress. Your baby does not need a pillow. A baby sleeping bag that is right for your baby's size and the room temperature is best.
- You should always lie your baby on her or his back to sleep.
- The room temperature should be between 16 to 18°C. If you are used to have the window open at night, be sure that your baby does not lie in a draught and put on a thin baby cap.

Die Elterninformationen basieren auf der unten angeführten Literatur, die eine Auswahl von Übersichten zu den besten verfügbaren wissenschaftlichen Belegen darstellt. Sie wurden mit größter Sorgfalt erstellt. Die BenutzerInnen sind dennoch angehalten, im Einzelfall selbst zu entscheiden, ob sie für die jeweils vorliegende Situation angemessen sind.

Dunkley J 2000 *Health Promotion in Midwifery Practice. A Resource for Health Professionals.* Edinburgh: Baillière Tindall

Enkin M Keirse MJNC Neilson J et al. 2000 *A guide to effective care in pregnancy and childbirth.* Oxford: Oxford University Press

MIDIRS 2005 *Informed choice leaflets for professionals* No. 4, 7, 8, 10, 17, 18. 2nd ed. Bristol: MIDIRS

NICE (National Institute of Clinical Excellence) 2003 *Antenatal care: routine care for the healthy pregnant woman.* London: RCOG Press

Deutsch

Katja Stahl

Elterninfo 1: Schwangerenvorsorge

Liebe Schwangere,

in Deutschland hat jede Schwangere Anspruch auf (medizinische) Versorgung in der Schwangerschaft, die so genannte Schwangerenvorsorge. Diese Betreuung wird von einer Hebamme oder einer FrauenärztIn durchgeführt. Die Kosten für die Schwangerenvorsorge werden von der Krankenkasse übernommen. Wenn Sie keine Krankenversicherung haben, übernimmt das Sozialamt die Kosten.

Was passiert in der Schwangerenvorsorge?

- Sie erhalten Informationen und Beratung zu allen Fragen im Zusammenhang mit Schwangerschaft und Geburt.
- Es werden regelmäßig Untersuchungen vorgenommen, um Ihre Gesundheit und die Ihres Kindes zu überwachen.
- Die Hebamme oder die ÄrztIn messen Ihren Blutdruck, untersuchen Blut und Urin. Sie prüfen, ob Ihr Kind gut gedeiht entweder durch Abtasten des Bauches oder durch eine Ultraschalluntersuchung (nur bei der ÄrztIn).
- Sie bekommen ein Heft, den so genannten Mutterpass, in dem alle Untersuchungen dokumentiert werden und den Sie immer bei sich tragen sollten.

Sie können bei diesen Terminen alle Fragen im Zusammenhang mit Ihrer Schwangerschaft, der Geburt und zur Zeit danach stellen. Am besten schreiben Sie sich Ihre Fragen auf, damit Sie sie nicht vergessen.

Die Hebamme und der Arzt unterliegen der Schweigepflicht. Das bedeutet, sie dürfen keine Informationen über Sie weiter geben. Keiner erfährt, was Sie mit der Hebamme oder der ÄrztIn besprochen haben, es sei denn, Sie wünschen dies.

Elterninfo 2: Beratung in der Schwangerschaft

Liebe Schwangere,

wenn Sie durch Ihre Schwangerschaft verunsichert sind oder die Schwangerschaft Sie seelisch belastet, kann es gut tun, mit jemandem darüber zu sprechen. Sie können sich natürlich an Freunde und Verwandte wenden, vielleicht ist es aber auch gut, mit einer außen stehenden Person zu sprechen.

Sie können sich mit Ihren Fragen jederzeit an eine Hebamme oder eine ÄrztIn wenden. Darüber hinaus gibt es in Deutschland aber auch eine Reihe von Beratungsstellen, wo sie alles über soziale Hilfsangebote und finanzielle Unterstützung erfahren, die Sie vor und nach der Geburt Ihres Kindes bekommen können. Hier wird Ihnen auch geholfen, wenn Sie in einer Notlage sind und nicht wissen, ob Sie die Schwangerschaft fortsetzen können.

ÄrztInnen, Hebammen und BeraterInnen in den Beratungsstellen sind an die Schweigepflicht gebunden, das heißt, niemand erfährt, was Sie dort besprechen. In den Beratungsstellen müssen Sie noch nicht einmal Ihren Namen nennen. Bei Sprachproblemen wird dort auch versucht, eine ÜbersetzerIn zu bekommen. Natürlich können Sie auch eine Person Ihres Vertrauens mitbringen, die eventuell bei der Übersetzung hilft.

Zu diesen **Beratungsstellen** gehören zum Beispiel:
- profamilia
- Beratungsstellen der Arbeiterwohlfahrt (AWO)
- Beratungsstellen des Deutschen Paritätischen Wohlfahrtsverbandes
- Beratungsstellen des Deutschen Roten Kreuzes (DRK)
- Beratungsstellen des Diakonischen Werkes.

Die entsprechenden Adressen finden Sie im Telefonbuch.

Elterninfo 3: Wo soll mein Kind zur Welt kommen?

Liebe Schwangere,

in Deutschland gehen die meisten Frauen zur Geburt in eine Klinik. Wenn Sie eine problemlose Schwangerschaft hatten, können Sie Ihr Kind mit Unterstützung einer Hebamme auch in einem Geburtshaus oder zuhause zur Welt bringen.

Die Kosten für eine Klinikgeburt trägt die Krankenkasse, bei einer Geburt im Geburtshaus oder zuhause müssen Sie meist einen gewissen Eigenanteil bezahlen.

Im **Krankenhaus** werden Sie von Hebammen und ÄrztInnen gemeinsam betreut. Der Geburtsverlauf wird im Allgemeinen mit medizintechnischen Geräten überwacht und es stehen eine Reihe von schmerzlindernden Methoden zur Verfügung. Soll Ihr Kind in der Klinik zur Welt kommen, ist es empfehlenswert, sich bereits in der Schwangerschaft einmal in dem Krankenhaus Ihrer Wahl vorzustellen. Doch auch wenn Sie nicht angemeldet sind, wird jede Klinik Sie aufnehmen, wenn Sie mit Wehen zur Geburt kommen.

Im **Geburtshaus** werden Sie von einer Hebamme betreut, bei einer **Hausgeburt** kommt die Hebamme zu Ihnen nach Hause. In beiden Fällen bleibt die Hebamme die ganze Zeit bei Ihnen, unterstützt sie während der Wehen und überwacht Ihr Wohlbefinden und das Ihres Kindes. Sollten Komplikationen auftreten, wird Sie mit Ihnen in ein Krankenhaus gehen oder sie ruft eine ÄrztIn hinzu. Soll Ihr Kind im Geburtshaus oder zuhause auf die Welt kommen, müssen Sie bereits früh in der Schwangerschaft Kontakt zu einer Hebamme aufnehmen.

In vielen Städten gibt es **Hebammenlisten**, die zum Beispiel in Gesundheitsämtern, Beratungsstellen wie pro familia oder auch in Frauenarztpraxen ausliegen. Diese Listen finden sich außerdem oft im Internet oder können über den Hebammenverband angefordert werden.

Elterninfo 4: Vorgeburtliche Diagnostik

Liebe Schwangere,

„Wird mein Kind gesund sein?" ist eine Frage, die alle werdenden Eltern sich stellen. Die große Mehrheit der Kinder wird gesund geboren. Nur ein kleiner Teil der Behinderungen ist angeboren. Und nur ein kleiner Teil dieser angeborenen Behinderungen kann vor der Geburt erkannt werden. Und von diesen kann wiederum nur ein sehr kleiner Teil vor der Geburt therapiert werden. Der Schwangerschaftsabbruch ist häufig die einzig verfügbare „Therapie".

Im Rahmen der Schwangerenvorsorge in Deutschland werden Ihnen **verschiedene Tests und Untersuchungen** angeboten, mit denen nach gesundheitlichen Störungen und Fehlbildungen gesucht werden soll. Am ehesten erkannt werden können Mongoloismus (Down-Syndrom, Trisomie 21) und der offene Rücken (Spina bifida).

Zu den Tests gehören verschiedene Blutuntersuchungen und der Ultraschall, zu den weiter gehenden Untersuchungen vor allem die Fruchtwasseruntersuchung und auch ein spezieller Ultraschall. Einige dieser Untersuchungen werden von der Krankenkasse übernommen, andere müssen Sie selbst bezahlen.

Die Tests können Ihnen nicht sagen, ob ihr Kind gesund sein wird oder nicht. Sie können nur sagen, ob Sie ein erhöhtes Risiko für ein behindertes Kind haben. Bei einem erhöhten Risiko werden Ihnen weiter führende Untersuchungen angeboten, mit denen bestimmte Behinderungen erkannt werden können. Es können aber auch damit nicht immer Aussagen über das Ausmaß der Behinderung und die Bedeutung für das weitere Leben gemacht werden.

Bevor Sie sich für oder gegen einen dieser Tests und/oder Untersuchungen entscheiden, sollten Sie sich folgende **Fragen** stellen:

- Will ich die Informationen, die ich durch den Test erhalte, tatsächlich wissen?
- Was würde ich tun, wenn sich heraus stellt, dass mein Kind ein Down-Syndrom oder einen offenen Rücken (Spina bifida) hat?
- Wie stehe ich zu einem Leben mit einem behinderten Kind?

Nehmen Sie sich unbedingt Zeit für Ihre Entscheidung. Besprechen Sie sich mit Ihrem Partner. Informieren Sie sich bei Beratungsstellen, Ihrer Hebamme oder Ihrer ÄrztIn über die Möglichkeiten und Grenzen der Tests und Untersuchungen.

Elterninfo 5: Rauchen in der Schwangerschaft

Liebe Schwangere,

Rauchen in der Schwangerschaft ist sowohl für Ihre Gesundheit als auch für die Ihres Kindes schädlich. Die Schwangerschaft ist für etwa ein Drittel der rauchenden Frauen eine gute Motivation, mit dem Rauchen aufzuhören. Anderen fällt es dagegen aus den verschiedensten Gründen schwer, diese Gewohnheit aufzugeben.

Auf das Rauchen zu verzichten hat viele Vorteile für Sie und Ihr Kind.

Vorteile für Ihr Baby vor der Geburt:
- geringeres Risiko für eine Fehlgeburt, Frühgeburt und Totgeburt
- bessere Chance für ein normales Geburtsgewicht

Auch nach der Geburt hat es Vorteile, wenn Sie Ihr Kind nicht dem Zigarettenrauch aussetzen:
- geringeres Risiko für den Plötzlichen Kindstod
- seltener Bronchitis und andere Atemwegsinfektionen
- seltener chronische Mittelohrentzündungen
- seltener Asthma und Allergien

Vorteile für Sie selbst:
- bessere Chance für einen unkomplizierten Schwangerschaftsverlauf
- seltener Husten und Erkältungskrankheiten
- besseres Allgemeinbefinden
- geringeres Risiko für Lungenkrebs, Herzerkrangungen, Schlaganfälle, chronische Lungenerkrankungen, bösartige Tumorerkrankungen

Mit dem Rauchen aufzuhören, ist nicht immer einfach. Bisher vergebliche Versuche sollten Sie aber nicht entmutigen. Die Erfahrungen zahlreicher Untersuchungen zeigen, dass es besser gelingt, wenn Sie Ihr Nichtraucherleben gut vorbereiten.

- **Ankündigen:** Ihre Umgebung wissen lassen, dass Sie mit dem Rauchen aufhören wollen. Am besten jemanden finden, der ebenfalls aufhören will.
- **Aufschieben:** 5–10 x tief durchatmen oder eine andere kurze Entspannungsübung kann den Drang zur Zigarette reduzieren
- **Ablenken:** Rauchen durch andere Tätigkeiten oder Vorlieben ersetzen
- **Abhauen:** Versuchen Sie, Situationen zu meiden, in denen sie normalerweise den Wunsch nach einer Zigarette verspüren

Überfordern Sie sich nicht. Jeder Tag, den Sie nicht rauchen und jede Zigarette weniger ist bereits ein Erfolg! Versuchen Sie aber unbedingt, eine rauchfreie Umgebung für Ihr Kind zu schaffen (nicht im Schlaf- oder Kinderzimmer rauchen, gut lüften, nicht in Gegenwart des Kindes rauchen).

Lassen Sie sich von Ihrer ÄztIn oder Ihrer Hebamme beraten. Es gibt mittlerweile viele Stellen, die Unterstützung zur Raucherentwöhnung anbieten.

Elterninfo 6: Alkohol in der Schwangerschaft

Liebe Schwangere,

es besteht Einigkeit, dass Frauen in der Schwangerschaft keine großen Mengen Alkohol trinken sollen, da exzessiver Alkoholgenuss für das Kind schädlich ist. Nicht sicher ist hingegen, ob bereits geringe Mengen Alkohol dem Kind schaden. Es ist nicht bekannt, wie viel Alkohol tatsächlich „zu viel“ ist.

Viele Frauen haben keine Probleme, auf Alkohol in der Schwangerschaft ganz zu verzichten. Für einige jedoch ist das Trinken von Alkohol Teil Ihres sozialen Lebens und es fällt Ihnen schwer, weniger zu trinken oder aufzuhören.

Die **Alkoholmenge** wird in so genannten Einheiten gemessen. Wenn Sie gesund sind und 1–2 Einheiten Alkohol pro Woche trinken, konnte bisher nicht festgestellt werden, dass diese Menge schädliche Auswirkungen auf Ihr Kind hat. Von einem „Aufsparen“ von Einheiten wird jedoch wegen des größeren Risikos schädlicher Auswirkungen auf das Kind abgeraten.

Regelmäßiger Konsum großer Alkoholmengen kann Ihrem Kind ernsthaft schaden. Die Risiken für Ihr Kind erhöhen sich, wenn Sie zusätzlich rauchen, sich unausgewogen ernähren oder Drogen nehmen.

Eine Einheit Alkohol (8 g Alkohol) ist in folgenden alkoholischen Getränken enthalten:

- 1 kleines Glas Bier (0,3 l)
- 1 kleines Glas Starkbier (0,15 l)
- 1 kleines Glas Wein
- 1 kleines Glas Sherry
- 1 kleines Glas Schnaps

Folgendes sollte beim Trinken alkoholischer Getränke bedacht werden:

- **die Größe des Glases:** trinken Sie Alkohol zuhause, enthält das Glas meist eine größere Menge als in einem Restaurant. Als Daumenregel empfiehlt es sich, ein zuhause getrunkenes Glas, das im Restaurant 1 Einheit entspricht, mit 2–3 Einheiten Alkohol zu berechnen.
- **der Alkoholgehalt des Getränks:** alkoholische Getränke unterscheiden sich sehr in ihrem Alkoholgehalt. Bei höherem Alkoholgehalt sind in der gleichen Trinkmenge mehr Alkoholeinheiten.
- **Ihr Körpergewicht:** wenn Sie nur 50 oder 60 kg wiegen, kann sich der Alkohol stärker auf Ihr Kind auswirken als wenn Sie 80 oder 90 kg wiegen. Das bedeutet allerdings nicht, dass schwerere Frauen automatisch mehr Alkohol trinken können als leichtere Frauen.

Wenn Sie Fragen zum Thema Alkohol in der Schwangerschaft haben, können Sie sich an Ihre Hebamme oder Ihre FrauenärztIn wenden. Trinken Sie häufig und viel und fällt es Ihnen schwer, auf Alkohol zu verzichten, kann es Ihnen vielleicht helfen, sich an eine Suchtberatungsstelle zu wenden.

Elterninfo 7: Stillen oder Flaschennahrung?

Liebe Eltern,

Muttermilch ist besser für die Gesundheit Ihres Kindes als Flaschennahrung. Es wird empfohlen, Kinder bis zum Ende des 6. Lebensmonats ausschließlich zu stillen. Im Anschluss soll Schritt für Schritt mit der Zufütterung begonnen und ergänzend noch weiter gestillt werden. Gleichzeitig ist es aber so, dass Ihre Entscheidung auch von anderen Faktoren abhängig sein wird.

Vorteile des Stillens

- Muttermilch schützt Ihr Kind vor Krankheiten, die für einen Säugling gefährlich werden können, wie zum Beispiel Durchfall und Erbrechen, Infektionen der Atemwege, der Harnwege und der Ohren.
- Stillen senkt das Allergierisiko für Ihr Kind.
- Stillen bietet Ihnen einen gewissen Schutz vor Eierstock- oder Brustkrebs sowie vor Osteoporose.
- Eventuell angesammelte überflüssige Pfunde schwinden schneller.
- Stillen fördert den engen Mutter-Kind-Kontakt.
- Die Nahrung ist jederzeit schnell verfügbar.
- Stillen fördert die Rückbildung der schwangerschaftsbedingten Veränderungen.

Nachteile des Stillens

- Bestimmte Krankheiten (HIV, Hepatitis B und C) und bestimmte Medikamente werden über die Muttermilch auf das Kind übertragen.

Viele Frauen wollen Ihre Kinder stillen, sind aber oft unsicher, ob sie es können. Tatsächlich ist es so, dass über 98 % aller Frauen körperlich dazu in der Lage sind. Nur weniger als 2 % können nicht ausreichend Milch für ihr Kind produzieren, obwohl das die am häufigsten genannte Sorge ist. Der Erfolg des Stillens wird durch verschiedene Faktoren beeinflusst. Schwierigkeiten können im Zusammenhang stehen mit dem sozialen Umfeld, dem eigenen Körperbild oder dem Gewicht und den Bedürfnissen des Kindes. Obwohl das Stillen die 'natürliche' Form der Säuglingsernährung ist, ist es heutzutage doch eine Fertigkeit, die der Unterstützung bedarf.

Vorteile der Flaschenernährung

- Flaschennahrung kann auch durch andere Personen gegeben werden.
- Das Kind schläft eventuell länger zwischen den Mahlzeiten.

Nachteile der Flaschennahrung

- Flaschenernährte Kinder leiden häufiger an Erkrankungen, die für sie gefährlich werden können.
- Flaschenernährte Kinder aus Allergikerfamilien bekommen häufiger Allergien als vergleichbare gestillte Kinder.
- Flaschennahrung muss zubereitet werden, die Utensilien müssen gesäubert und sterilisiert werden.
- Bei der Zubereitung der Flaschennahrung können Fehler gemacht werden.
- Flaschenernährte Säuglinge werden als Kinder eher übergewichtig als gestillte Säuglinge.
- Flaschennahrung kostet Geld.

Obwohl empfohlen wird, Kinder möglichst bis zum Ende des 6. Lebensmonats ausschließlich zu stillen, ist auch eine kürzere Stilldauer schon gut für Ihr Kind. Auch wenn Ihr Kind direkt nach der Geburt Flaschennahrung bekommen hat, ist es möglich, noch auf das Stillen umzustellen.

Lassen Sie sich von Ihrer Hebamme zur Ernährung Ihres Kindes beraten. Sie können dies bereits in der Schwangerschaft tun und sicher ist es eine gute Idee, Ihren Partner in die Gespräche über die Ernährung des Kindes mit einzubeziehen. Je mehr Unterstützung Sie nach der Geburt aus Ihrer Umgebung erhalten, umso wahrscheinlicher ist es, dass Sie Ihr Kind erfolgreich stillen werden.

Elterninfo 8: Vorbeugende Maßnahmen beim Neugeborenen

Liebe Eltern, nach der Geburt wird die Hebamme Sie fragen, ob Sie einverstanden sind, dass bei Ihrem Kind zwei vorbeugende Maßnahmen (so genannte Prophylaxen) durchgeführt werden: die Vitamin-K-Prophylaxe und die Augenprophylaxe.

Vitamin-K-Prophylaxe

Hier muss Ihr Kind direkt nach der Geburt, nach 3-10 Tagen und nach 4-6 Wochen 2 Tropfen Vitamin K schlucken. Nebenwirkungen treten bei der oralen Gabe nur sehr selten auf. Für die Wirksamkeit der Prophylaxe ist es wichtig, dass Ihr Kind alle drei Gaben erhält.

Vitamin K hilft bei der Blutgerinnung. Bei einem niedrigen Vitamin-K-Spiegel kann es zu so genannten Vitamin-K-Mangelblutungen kommen. Sie treten bei gesunden Neugeborenen sehr selten auf. Wenn sie auftreten, dann z.B. in der Darmschleimhaut oder im Gehirn, was zu bleibenden Schäden führen kann. Durch die Vitamin-K-Prophylaxe können diese Blutungen verhindert werden.

Alle Neugeborenen werden mit einem niedrigen Vitamin-K-Spiegel geboren. Sie bekommen Vitamin K über die Muttermilch. Künstliche Säuglingsnahrung ist grundsätzlich mit Vitamin K angereichert. In der Muttermilch findet sich Vitamin K vor allem in der Milch, die in den ersten Tagen nach der Geburt gebildet wird (Kolostrum) und später in der nahrhaften Milch, die das Kind erst dann bekommt, wenn es einige Minuten getrunken hat (Hintermilch). Darum ist es wichtig, dass gestillte Kinder in den ersten Tagen angelegt werden und die Vormilch bekommen. Außerdem sollten Sie später darauf achten, dass es die erste Brust leer trinkt, damit das Baby auch die Vitamin-K-reiche Hintermilch trinkt.

Der Vitamin-K-Gehalt der Muttermilch hängt stark davon ab, was Sie essen und ob Sie Medikamente nehmen. Eine ausgewogene, gemüsereiche Ernährung ist gut für den Vitamin-K-Gehalt der Muttermilch, bestimmte Medikamente können die Vitamin-K-Aufnahme durch das Kind beeinträchtigen. In bestimmten Situation kann der Vitamin-K-Bedarf des Kindes auch erhöht sein (z.B. nach anstrengenden Geburtsverläufen oder bei Frühgeborenen).

Augenprophylaxe

Für die Augenprophylaxe werden Ihrem Kind in manchen Kliniken direkt nach der Geburt einmalig Augentropfen gegeben. Es kann passieren, dass während der Geburt Keime in die Augen Ihres Kindes gelangen, die eine Augenentzündung verursachen können. Im Extremfall kann dies zur Erblindung führen. Von einigen Ärzten wird die Augenprophylaxe empfohlen. Andere verzichten darauf, weil sie sagen, dass eine Augenentzündung heute gut behandelt werden kann. Voraussetzung ist allerdings, dass sie rechtzeitig erkannt wird. Das heißt, es muss dafür gesorgt sein, dass in den ersten Tagen nach der Geburt täglich jemand nach Ihrem Kind sieht. Zuhause kann dies zum Beispiel die Hebamme bei Hausbesuchen tun.

Früher bekamen alle Kinder **Silbernitrat-Augentropfen,** die so genannte Credé-Prophylaxe. Silbernitrat wird zum Teil auch heute noch gegeben. Allerdings wird in Fachkreisen der Sinn der Credé-Prophylaxe gegensätzlich beurteilt. Diese Tropfen helfen zwar gegen bestimmte Keime, aber nicht gegen die häufigste Ursache von Augenentzündungen (Chlamydien). Heute gibt es Antibiotikasalben, die gegen Chlamydien wirken, allerdings auch nicht gegen alle Keime, die Augenentzündungen verursachen können.

Lassen Sie sich zu den Neugeborenen-Prophylaxen bereits in der Schwangerschaft von Ihrer Hebamme oder Ihrer ÄrztIn beraten.

Elterninfo 9: Betreuung nach der Geburt

Liebe Schwangere,

wenn Ihr Kind geboren ist, haben Sie in den ersten 8 Wochen nach der Geburt Anspruch auf **Hausbesuche durch eine Hebamme**. Diese Besuche werden von der Krankenkasse bezahlt oder vom Sozialamt, wenn Sie nicht versichert sind.

Die Hebamme achtet darauf, dass die körperlichen und seelischen Veränderungen nach der Geburt bei Ihnen normal verlaufen. Sie überwacht die Gesundheit Ihres Kindes, unterstützt Sie beim Stillen bzw. bei der Flaschenernährung und berät Sie in allen Fragen, die Sie nach der Geburt Ihres Kindes haben.

Es empfiehlt sich, bereits in der Schwangerschaft eine Hebamme zu suchen, die Sie nach der Geburt Ihres Kindes betreut. In vielen Städten gibt es **Hebammenlisten**, die z.B. in Gesundheitsämtern, Beratungsstellen wie pro familia, Gesundheitsämtern oder auch in Frauenarztpraxen ausliegen. Diese Listen finden sich außerdem oft im Internet oder können über den Hebammenlandesverband angefordert werden.

Elterninfo 10: Vorsorgeuntersuchungen beim Kind

Liebe Eltern,

in Deutschland wird empfohlen, dass Sie mit Ihrem Kind in regelmäßigen Abständen zur **KinderärztIn** gehen. Die KinderärztIn untersucht, ob Ihr Kind gesund ist und sich normal entwickelt. Diese Untersuchungen werden von der Krankenkasse bezahlt. Wenn Sie nicht versichert sind, werden die Kosten vom Sozialamt übernommen.

Nach der Geburt Ihres Babys bekommen Sie von der betreuenden Hebamme oder dem Klinikpersonal für Ihr Kind ein **gelbes Kinderuntersuchungsheft,** das sie zu den Vorsorgeuntersuchungen mitbringen sollen. In diesem Heft steht, wann Sie mit Ihrem Kind zu diesen Vorsorgeuntersuchungen gehen sollen. Außerdem werden die Ergebnisse der Untersuchungen in diesem Heft dokumentiert.

Insgesamt sind **9 Vorsorgeuntersuchungen** (U1 bis U9) in den ersten 5 Lebensjahren vorgesehen.

- **U1:** direkt nach der Geburt, wird meist von der Hebamme durchgeführt
- **U2:** zwischen dem 3. und 10. Lebenstag
- **U3:** zwischen der 4.–6. Lebenswoche
- **U4:** im 3.–4. Lebensmonat
- **U5:** im 6.–7. Lebensmonat
- **U6:** im 10.–12. Lebensmonat
- **U7:** im 21.–24. Lebensmonat
- **U8:** im 43.–48. Lebensmonat
- **U9:** im 60.–64. Lebensmonat

Elterninfo 11: Plötzlicher Säuglingstod

Liebe Eltern,

der Plötzliche Säuglingstod (auch SIDS , Sudden Infant Death Syndrome, genannt) ist der plötzliche und unerwartete Tod eines augenscheinlich gesunden Kindes im 1. Lebensjahr, für den auch nach ausführlicher Untersuchung keine Ursache zu finden ist.

Der Plötzliche Säuglingstod tritt glücklicherweise selten auf, ist aber die häufigste Todesursache im ersten Lebensjahr und ist für die betroffenen Eltern ein sehr tragisches Ereignis. Die genauen Ursachen sind nicht bekannt. Es gibt jedoch einige Dinge, die Sie tun können, um das Risiko für Ihr Kind zu senken.

Legen Sie Ihr Kind zum Schlafen auf den Rücken, nicht auf den Bauch oder auf die Seite. Sie brauchen sich keine Sorgen zu machen, dass Ihr Kind an Nahrungsresten erstickt, wenn es im Schlaf spuckt. Wenn Ihr Kind wach ist, kann und soll es natürlich auch immer wieder mal auf dem Bauch liegen, um die Ausbildung der Rücken- und Nackenmuskulatur zu unterstützen.

Benutzen Sie kein Kopfkissen, kein Federbett oder lose Decken, da Ihr Kind darunter rutschen oder sie sich über den Kopf ziehen könnte. Benutzen Sie kein Babynest, keine weichen Unterlagen und verzichten Sie auf viele Kuscheltiere im Bett. Am besten schläft Ihr Kind auf einer festen Matratze in einem Babyschlafsack, der der Größe Ihres Kindes und der Temperatur angepasst ist.

Die Raumtemperatur sollte zwischen 16 und 18 Grad liegen. Um zu erkennen, ob Ihr Baby ausreichend warm angezogen ist, berühren Sie es vorsichtig am Nacken oder zwischen den Schulterblättern. Die Haut soll warm sein, aber Ihr

Kind soll nicht schwitzen. Nase und Händchen dürfen kühl sein.

Schlafen Sie in den ersten 6 Monaten mit Ihrem Kind in einem Zimmer. Am besten stellen Sie das Kinderbett direkt neben Ihr Bett.
Sie können auch mit Ihrem Kind in einem Bett schlafen. Allerdings sollten Sie das nicht tun, wenn Sie oder Ihr Partner Raucher sind, wenn Sie sehr müde sind, Medikamente nehmen, die Sie benommen machen, oder wenn Sie Alkohol getrunken haben. Vermeiden Sie es, mit Ihrem Kind auf dem Sofa einzuschlafen.

Schaffen Sie eine rauchfreie Umgebung. Das Risiko für den Plötzlichen Säuglingstod steigt mit jeder gerauchten Zigarette. Versuchen Sie, bereits in der Schwangerschaft nicht (mehr) zu rauchen und verrauchte Umgebungen zu meiden. Sorgen Sie nach der Geburt Ihres Kind dafür, dass niemand in Gegenwart Ihres Kindes raucht. Erklären Sie mindestens Kinder- und Schlafzimmer zur „rauchfreien Zone".

Stillen Sie Ihr Kind. Es wird empfohlen, Säuglinge in den ersten 6 Monaten voll zu stillen. Muttermilch schützt Ihr Kind vor Allergien und Infektionen und senkt das Risiko für den Plötzlichen Kindstod.

Der plötzliche Kindstod ist selten und tritt nach dem 5. Lebensmonat kaum noch auf, also wenn die Kinder beginnen, sich zu drehen und etwas beweglicher zu werden. Lassen Sie sich durch die Sorge um den Plötzlichen Kindstod nicht die schöne und wertvolle Zeit des Kennenlernens zwischen Ihnen und Ihrem Kind nehmen. Eine Garantie kann Ihnen niemand geben, aber die oben beschriebenen einfachen Maßnahmen helfen, das Risiko für einen Plötzlichen Kindstod zu verringern.

Wenn Sie Fragen zum Plötzlichen Säuglingstod haben, wenden Sie sich an Ihre Hebamme, Ihre KinderärztIn oder an eine Mütterberatungsstelle.

Elterninfo 12: Säuglingspflege

Liebe Eltern,

es gibt einige einfache Dinge, auf die Sie bei der Pflege Ihres Kindes achten sollten:

Körperpflege

- Bevor Sie Ihr Kind wickeln, waschen oder baden, sollten Sie sich selbst die Hände mit Seife waschen. Eine Desinfektion ist zuhause nicht nötig.
- In den ersten Monaten ist es gut, wenn Sie über dem Wickelplatz einen Heizstrahler anbringen, damit Ihrem Baby nicht kalt wird, wenn Sie es ausziehen.
- Wenn Sie die **Windeln wechseln,** reicht es aus, den Windelbereich mit einem Waschlappen und lauwarmem Wasser zu waschen. Der Waschlappen sollte täglich gewechselt werden. Sollte das Wasser zur Reinigung nicht reichen, können Sie etwas Öl (normales Speiseöl) in das Wasser geben. Beim Entfernen von Stuhlgang sollten Sie darauf achten, den Po immer von vorne nach hinten abzuwischen.
- **Nach dem Waschen** sollten Sie darauf achten, den Po vorsichtig und gut abzutrocknen. Er sollte nicht mehr feucht sein, wenn Sie die neue Windel anlegen. Wenn die Haut nicht gerötet ist, muss der Windelbereich nicht eingecremt werden.
- **Wenn der Po wund ist**, sollten Sie die Windeln häufiger wechseln, den Po gut trocken halten und Luft an den Po lassen. Eine Heilsalbe kann sinnvoll sein. Lassen Sie sich hier von Ihrer Hebamme beraten.
- Sie können Ihr Baby ein- bis mehrmals pro Woche für 5–10 min **baden**. Badezusätze sollten Sie in den ersten Monaten nicht verwenden. Das Wasser sollte etwa 37 °C warm sein. Lassen Sie sich in der Klinik oder von Ihrer Hebamme zeigen, wie Sie das Kind beim Baden halten und wie Sie beim

Abtrocknen vorgehen. Gut ist es, wenn Sie das Handtuch zum Abtrocknen vorher anwärmen.

- **Nach dem Baden** können Sie die Haut Ihres Babys mit einem geeigneten Öl oder einer geeigneten Creme eincremen. Auch hier wird Ihre Hebamme Sie gerne beraten.
- Den **Nabel** müssen Sie vor allem sauber und trocken halten. Wenn er unauffällig aussieht, nicht gerötet ist, reicht zum Säubern abgekochtes Wasser (warm oder kalt, nicht heiß!). Im Allgemeinen fällt der Nabelschnurrest nach 3–10 Tagen ab, es kann aber auch länger dauern. Lassen Sie sich die Nabelpflege in der Klinik oder von der Hebamme zuhause zeigen.

Kleidung

- In den ersten Tagen sollten Sie Ihr Baby immer in ein leichtes Tuch wickeln, evtl. ein dünnes Mützchen aufsetzen. Wenn es kalte Hände und Füße hat, sollten Sie ihm etwas Wärmeres anziehen.
- Dass Ihrem Kind **zu warm** ist, merken Sie daran, dass es einen roten Kopf, Schweiß im Nacken und feuchte Haare hat. Außerdem ist es dazu wahrscheinlich noch unruhig oder schreit.

Schlafplatz

- Zum Schlafen sollte Ihr Kind im elterlichen Schlafzimmer auf einer festen Matratze liegen. Es braucht kein Kissen. Als Decke eignet sich am besten ein **Kinderschlafsack.**
- Sie sollten Ihr Baby zum Schlafen immer **auf den Rücken** legen und darauf achten, dass im Schlafzimmer keinesfalls geraucht wird.
- Die **Zimmertemperatur** sollte zwischen 16 und 18 °C liegen. Wenn Sie selbst gerne bei offenem Fenster schlafen, setzen Sie Ihrem Kind am besten ein dünnes Mützchen auf und achten Sie darauf, dass es keine Zugluft bekommt.